人生

人として生まれ、
人として生きる

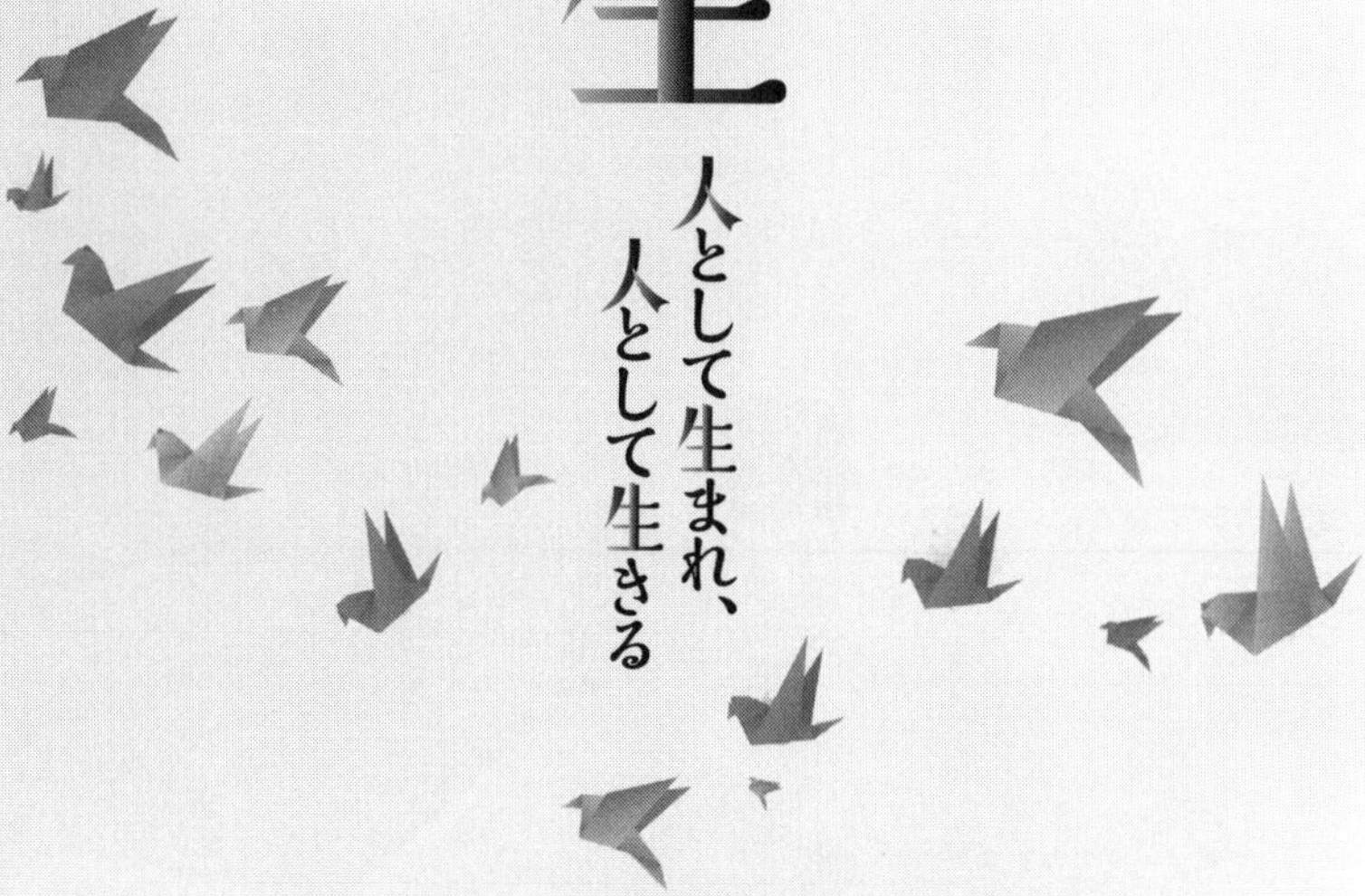

柏木哲夫

いのちのことば社

はじめに

二〇一九年（令和元年）五月に私は八十歳になりました。これまでにホスピスで働いてくださった方々百名近くが、同窓会もかねて、傘寿《さんじゅ》のお祝いをしてくださいました。自分の人生を振り返る貴重な機会となりました。

やや語呂合わせ的になりますが、本文にも書いたように、人生は「人として生まれる」、「人として生きる」と書きます。人生計画、人生観、人生航路、人生論、人生相談、人生哲学など、人生がついた熟語がたくさんあります。これらはすべて、私たちが人として生まれ、人として生きているがゆえにできた言葉です。

私の人生を振り返ってみますと、人間理解とキリスト教という二つのことばが重要な位置を占めています。人間を理解するというのはとてつもなく難しいことです。どんなに優れた人でも、人間全体を理解することは不可能でしょう。自分の専門分野という狭い窓から覗いた人間存在のごく小さな部分の理解にとどまらざるを得ないのだと思います。

私は医学の道に進み、精神医学を専門分野として選びました。心を病む人々の治療を通して、人間を理解したいと思いました。そして多くのことを学びました。約二十年間、精神科の臨床に従事しました。そのプロセスでホスピスの働きを知る機会に恵まれ、三年ばかりの内科研修を経て、四十五歳の時にホスピス医として働くようになりました。二十年間の精神科医時代、その後の二十年間のホスピス医時代を通して、人間理解に通じる実に多くのことを学びました。

私の人間理解に大きな影響を与えたもう一つのものは、キリスト教との出会いです。大学二年生の時に初めて教会へ行き、五年間の求道生活の後、二十五歳の時に受洗しました。八十年の人生を振り返り、自分なりに学んだ人間理解は、人間が全人的な存在であるということです。人は体をもつ身体的存在であり、こころをもつ精神的存在であり、社会生活をする社会的存在であり、たましいをもつ霊的存在であるということです。

本書は月刊『百万人の福音』の二〇一九年一月号から十二月号まで連載された「人生――人として生まれ、人として生きる」に修正・加筆したものが中心になっています。

出版にあたって、人生における宗教の重要性について、牧師、神学者の立場からのご意見をお聞きしたいと思い、親しくさせていただいている窪寺俊之先生にお願いして、対談をし、その内容を後半に掲載しました。最後になりましたが、連載中、また書物としての編集上、お世話になったいのちのことば社の長沢俊夫様に深謝いたします。

目次

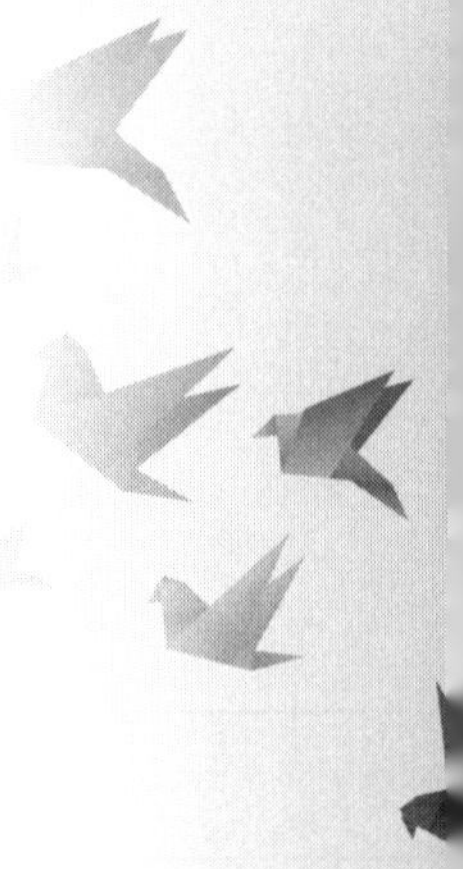

I

人生――人として生まれ、人として生きる

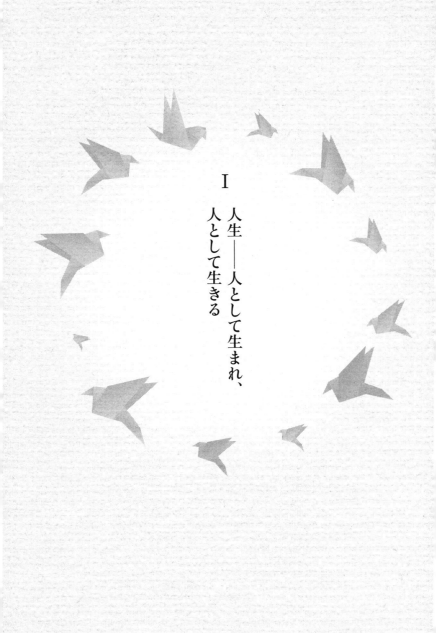

1　人と動物との違い

歳を重ねるにつれて、日本語の漢字に興味をもつようになりました。例えば「聞く」と「聴く」との違いです。「聞く」には耳だけしかありません。「聴く」には耳と心がありま す。「聞く」には、ただ何となく耳で聞くというニュアンスがあり、「聴く」には、心をこめてしっかりと聴くというニュアンスがあります。このことをある会で話しましたら、聴衆の一人が、「聴くには目もありますね。横になっていますが……。聴くには、目と目を合わせて、心を耳にして聴くという意味があるのではないでしょうか」と言われました。なるほどと思いました。少しこじつけの感はありますが、面白いと思いました。

人生という字をじっと見ていますと、「人として生まれる」と見えてきます。もう少しじっと見ていると、「人として生きる」とも見えます。人生とは人として生まれ、人として生きることなのかもしれません。

――魂をもつ存在

他の動物として生まれるのと人間として生まれるのとでは、何がいちばん違うのでしょうか。人は「魂をもつ存在」として生まれるという点で、他の動物とは異なるのではないかと思っています。創世記の二章七節に「神である主は、その大地のちりで人を形造り、その鼻にいのちの息を吹き込まれた。それで人は生きるものとなった」とあります。この「いのちの息」は魂のことではないかと私は考えています。神学的にはいろいろな考え方があるでしょうが、私は他の動物には魂は存在しないのではないかと思っています。魂の有無は動物と人間とを区別する最も重要な点ではないでしょうか。

――宗教と自殺の有無

人と動物には二つの大きな違いがあると思います。宗教と自殺の有無です。宗教は人間社会にのみ存在し、動物の世界には存在しません。人間に近いと言われるチンパンジーやオランウータンなどの類人猿にも宗教は存在しません。文化人類学者がアフリカの奥地で長年類人猿の調査をしましたが、彼らには宗教的な行動は一切なかったと報告しています。宗教は魂と関係するからだと思います。神の存在はこころが理解するのではなく、魂が悟るのではないでしょうか。

動物は自殺しません。自殺は魂が病むから起こるのではないかと私は思っています。精神科医として多くのうつ病の患者さんの治療にあたりました。その間、五人の患者さんの自殺を経験しました。私にとってつらく、悲しい経験でした。うつ病はこころの病と言われています。こころをもっている動物もうつ病になります。しかし、動物は自殺しません。魂がないからなのでしょう。うつ病の患者さんでも、自殺する人としない人があります。うつ病の自殺は病がこころから魂へ広がったためではないかと私は思っています。これは科学的に証明することはできないので、私自身の個人的な印象かもしれません。

――人間の誕生の特異性

哺乳動物の中で人間の誕生は特異です。例えば、牛や馬は生まれてすぐに立ち上がって乳を飲みます。草原でお産をする「ヌー」という草食動物は生まれてすぐに立ち上がり、走ります。肉食動物から身を守るためです。人間はどうでしょうか。まったく無力で生まれてきます。立ち上がって歩くまでに一年かかります。こんな哺乳動物はほかにありません。一年間まったく無力で母親や周りの人々の世話に身を委ねるのです。一年間まったく受け身の生活をするのです。ポルトマンという動物学者は、人間は「一年間の生理的早産」をすると表現しました。本当はもう一年間母親のおなかにいて、十分に成熟し、生まれてすぐに歩くべきなのに、早産し、未熟な状態で生まれてくる、というのです。

——生理的早産の意味

なぜ人間は一年間の生理的早産をするのでしょうか。さまざまな理由が考えられますが、ポルトマンは「未熟な状態で生まれてくるがゆえに、成熟しなければならない部分を多く残した可能性に富んだ存在」と説明しています。私自身は、生後の一年間は受け身で周りの世話になり、その間に魂が成長するのではないかと思っています。動物の場合、生まれてすぐに本能的に乳房を探し、本能的に敵から逃れるという行動をとります。魂の存在がなくても、本能的行動はとれるわけです。

人間にとって独立歩行はとても大切な発達過程の一段階です。自分の意志で歩くということは自分の意志で行動することです。歩きだした赤ちゃんは大人によってその行動を止められるというような体験をすることがあります。そうしたなかで、おとなしく大人に従ったり、少し頑張って自分の意志を通したりします。やがて駆け引きも覚えるでしょう。独立歩行とともに子どもは善悪の感覚をもつようになります。このような一連の発達過程のもとになる魂が一年間かけて少しずつ成長するのではないかと私は思うのです。もちろん魂はその後も成長を続けます。三歳児がお祈りをすると聞いたことがあります。

祈りは魂から出るものです。生後の一年間は魂が独自の成長を始めるための準備期間なのではないかと思うのです。

存在の意味と死を考える

動物は本能のままに生きます。人間には想像もつかない本能的能力を身につけています。鮭が海で育ち、間違いなく自分が生まれた川を遡上して産卵するのはよく知られたことです。ウミガメが、生まれた海岸へ産卵するために間違いなく戻ってくるのも有名な事実です。これらは生まれながらに備わっているすばらしい能力です。

人間には、もちろん、このような能力はありません。しかし、人間には他の動物とは全く異なる二つの特徴があります。それは、存在の意味を考えながら生きるということと、死を視野に入れて生きるということです。

人は自分がこの世に生を受けたのは、何のためなのか、生きるとはどういうことなのだろうかと考えながら生きます。生きる目的は何なのかと自分に問いかけます。その結果として哲学や倫理学が生まれました。また、人は死を視野に入れて生きます。人は自分が必ず死を迎えるということを知っています。自分の死を考えながら、それまでどのように生を生きるかを考えます。どこで、どのような死を迎えるかを考えながら生きるのです。

2　神の創られた流れ

私自身が自分の人生の設計図を、ぼんやりとではありましたが、自分なりに描いていたのは医学部の学生時代が最後であったような気がします。医者になり、結婚をし、留学をし、研究者になり……。人生八十年を振り返ってみると、設計図には全然なかったことの連続でした。私の人生を大きく支配したのはキリスト教との出会いでした。二十五歳の時に洗礼を受けてからは、自分の人生を自分で設計するという感じではなくなりました。与えられた道を進むというか、私の知恵を超えた流れ——言い換えると神が創《つく》られた流れ——に流されるという人生を送ってきました。こう書くと、かなり受け身的な人生と取られると思いますが、流れに乗るかどうかは主体的に判断し、流れに伴う困難を覚悟するという点では、能動的な側面ももちろんあるわけです。

ホスピス医への流れ

精神科医として三年間日本で過ごし、その後、機会が与えられて三年間アメリカに留学し、臨床経験を積みました。そこで経験した、末期患者へのチームアプローチがホスピスへと発展し、私のいわばライフワークとなりました。帰国後は淀川キリスト教病院で精神科医として働き、日本で初めてのホスピスケアプログラムを作りました。当初は側面的にターミナルケアに関わっていましたが、イギリスのホスピスを訪問してから、ぜひ日本にもホスピスをという思いにかられ、内科医としての研修を受けた後、淀川キリスト教病院のホスピス医になりました。

教育の場への流れ

当然のことながら、私の人生設計図の中にはホスピスというようなものはありませんでした。ホスピスで骨を埋めるつもりでいましたが、予想もしなかった次の流れが来ました。大学で、教授として、臨床に関わりながら、「死の教育」に従事しないかとのお誘いでした。これも神が創られた流れかと思い、流れに身を委ねることにしました。五十三歳の時でした。定年まで十年あるので、少しはまとまった仕事ができるであろうと思ったし、これまでの臨床の経験を教育と研究に生かすのも、いいことかなと思いました。

定年後のことは特に考えていませんでした。まだ元気だし、どこか私立の大学でしばらく教鞭《きょうべん》をとるのが自然な流れかなとぼんやり考えていたところ、名古屋の大学から声がかかり、お世話になることになりました。このあたりから、設計図にはない私の第二の人生が始まります。

二〇〇四年四月に私は名古屋市の金城学院大学の学長に就任しました。そして二期八年間の学長職を終え、学院長になりました。自分でも信じられない流れでした。あと二年で学院長の定年を迎える二〇一三年に、神様は驚くばかりの流れを創られました。それは、淀川キリスト教病院の理事会からの要請で、理事長への就任でした。まさに青天の霹靂《へきれき》でした。当時の理事長の健康上の問題に加えて、病院の運営上の課題もあり、早急に就任してほしいとのことでした。

――病院理事長職への流れ

ずいぶん悩みました。当時、学院長をしていましたので、それを辞して病院の理事長に就くことは、学院に迷惑をかけることになります。そうかといって、病院の苦境を思うと胸が痛みました。祈りのうちに示された道は兼務でした。学院の理事長に事情を詳しく説明し、退職までの一年半、学院長と病院の理事長を兼務させてほしいと、本当に厚かましい希望を述べました。理事長は理解を示し、理事会にかける約束をしてくださいました。理事会でも認められ、私は二〇一三年九月、淀川キリスト教病院の理事長に就任しました。そして二〇一八年八月末に理事長を退任し、相談役に就任しました。五年間の理事長在任中は、全人医療の理念継承のため、職員と共に一丸となって運営にあたりましたが、多くの方々のお祈りとご協力で無事に務めることができました。

――神に流される

曾野綾子さんは『運命をたのしむ』（海竜社）の中で、「自然に流されること。それは私の美意識なのである。なぜなら、人間は死ぬ以上、流されることが自然なのだ。けちな抵抗をするより、堂々とそして黙々と周囲の人間や、時勢に流されなければならない」と書いています。「自然に流される」とありますが、私流に解釈すれば「神に流される」と言い換えることもできると思います。曾野さんは「神に流される」とはっきりと言い切ることに躊躇《ちゅうちょ》があり、神を自然としたのかもしれません。その証拠に同じ本の中で彼女は次のように書いています。「神によって流された記憶のある人の生涯は、総じて自然で後悔もなく屈託もない。」

摂理ということばがありますが、「すべては神の配慮によって起こっている」という意味だと思います。神様は私たち一人一人の人生に介入し、配慮し、その人にふさわしいと思われる流れを創られます。しかし、神様は同時に私たちに、その流れに乗るか、乗らないかを決める「自由意志」を与えておられます。時には同時に二つの流れを示されます。示すのは神様ですが、どちらの流れに乗るかを決めるのは私たち一人ひとりです。どちらの流れにも乗らないという決断もあるでしょう。

神様は時には、流れを止められる場合があります。人間的には流れに満足しており、もう少しこの流れに乗っていたいと思っているとき、急にその流れが止まる場合があります。

クリスチャンの知人が会社の都合で退社せざるを得なくなり、ずいぶんつらい思いをしました。半年後、新しく就職した職場で、自分の能力を十分発揮できる部署が与えられ、とても感謝していると話してくれたことがあります。神様は流れを創られたり、止められたりします。「神のなさることは、すべて時にかなって美しい」（伝道者の書三・一一）というみことばがありますが、その時には「なぜ、こんなに悲しいことが起こるのだろう」と思ったことが、後になって良い結果につながることが、人生には存在します。

――神のなさることは

病院の理事長としての五年間は、かなり忙しい日々を送りました。相談役という新たな役割が与えられましたが、少し時間的な余裕ができました。講演、執筆、読書に、これまでより時間を割くことができそうです。神様のなさることは、まさに、「時にかなって美しい」ということを実感しています。

3　任せる、ゆだねる

——任せるとゆだねる

直腸がんの手術をすることになった患者さんが、執刀医に「先生にお任せしますので、よろしくお願いいたします」と言う場面をテレビのドラマで観たことがあります。素人の患者さんにとっては、任せる以外に道はありません。手術の前日に患者さんを見舞った牧師が、「どうぞ執刀医に神様の力が働いて最善の手術ができますように」と祈りました。その患者さんは、その祈りがとても嬉しかったそうです。ある患者さんは「お守りを医者にもつけたい手術前」という川柳を作りました。

人生には、自分の力や努力ではどうにもできず、だれかに任せたり、ゆだねたりする以外に道がないことが起こります。「叶《かな》わぬ時の神頼み」という言葉もあります。日常生活では、「任せる」はよく使いますが、「ゆだねる」はあまり用いません。「ゆだねる」を辞書で引くと、「すっかりまかせる」とありました。「ゆだねる」のほうが、「任せる」よりも徹底しているのかもしれません。

クリスチャンはよく、「神にゆだねる」と言います。「神に任せる」とはあまり言いません。詩篇二二篇八節に、「主に身を任せよ」という言葉がありますが、これは例外的で、「任せる」相手は人間が多いようです。

これに対して「ゆだねる」という言葉の場合、ゆだね先は神が多いようです。聖書の主題は「ゆだねる」ことで、「任せる」ことではないとも言えるのではないでしょうか。『新聖書語句辞典』（いのちのことば社）を見ると、聖書の中に「任せる」は十六か所、「ゆだねる」は三十六か所出てきます。このことからも聖書の主題は「ゆだねる」ことだと言えるでしょう。

聖書の中の多くの「ゆだねる」の中から三つを選んで、その内容について、考えてみたいと思います。

1　詩篇五五篇二二節

「あなたの重荷を主にゆだねよ。主があなたを支えてくださる。」

自分の人生を振り返って、重荷を背負ったことはないという人はいないでしょう。重荷を苦労と言い換えれば、すぐにわかることです。苦労をしたことがない人は存在しないでしょう。

重荷は実に様々です。病気、経済的問題、家庭問題、職場のストレス、人間関係の問題など枚挙にいとまがありません。自分の努力で解決できることもありますが、多くの重荷は努力しても軽くならず、長く人を困らせます。

しかし、聖書は「主があなたを支えてくださる」と約束しています。「支える」を辞書で引くと、「ほうっておけば崩れ去る運命にあるものを、何かの力で存立させるようにする」とあります。聖書的に言えば、「何かの力」は「主の力」ということでしょう。「支える」とは「下支え」という言葉があるように、方向的には「下から」だと思います。支えがなければ、落ちてしまう、倒れてしまう、そんな時に下からしっかりと支えてくださるのが主の力なのです。

2　詩篇三七篇五節

「あなたの道を主にゆだねよ。主に信頼せよ。主が成し遂げてくださる。」

長い人生の途上で、どの道に進むべきか悩まなかった人はないと思います。どの学校に進むべきか、どの会社に就職するか、だれと結婚するかなど、その人の人生を決める大切な決断の時、人は迷います。仕事に行き詰まった時、たまたま新しい道が示され、その道に進むべきか、今の道を進むべきか、人は悩みます。そんな時、祈ることができる人は幸せだと思います。「神様、どうすればよいかわかりません。どうかみこころを示してください」と真摯に祈る時、神様は必ず、行くべき道を示してくださいます。主が決断させてくださるのです。

3　ペテロの手紙第一、五章七節

「あなたがたの思い煩いを、いっさい神にゆだねなさい。神があなたがたのことを心配してくださるからです。」

なかなか決断がつかなくて、思い煩うということは、人生の途上でよく起こることです。聖書はその思い煩いを神にゆだねることを勧めます。

ゆだねたら、神様が何らかの解決法を示してくださるとは限りません。しかし、聖書の約束は、神様が心配してくださるということです。心配事がある時、それを知って、一緒に心配してくれる人があれば、ずいぶん助かります。しかし、人間が心配してくれても、問題が解決するとは限りません。けれども、神様が心配してくださるのであれば、間違いなく問題は解決の方向に向かいます。それゆえに「神があなたがたのことを心配してくださる」ということばは、ありがたいわけです。

――祈ってゆだねる

人生には、人に任せざるを得ないことが起こります。様々な理由で、ある職場から他の職場へ移らねばならない時、自分がしてきた仕事をだれに任せるかは大きな課題です。任せることができる適当な人材がない場合は、懸命に探さねばなりません。適当な人がいない時は与えられるように祈らねばなりません。

ゆだねることと、祈ることは並行して進むものだと思います。ある医学の学会の初代理事長を務めたことがありました。任期の満了が近くなった時、理事長を任せることができそうな人材が周りに見当たりませんでした。私は良い理事長が与えられるように祈り始めました。「求めなさい。そうすれば与えられます」（マタイ七・七）というみことばが頼りでした。しかし、なかなか答えは与えられませんでした。「訓練として耐え忍びなさい」（ヘブル一二・七）が追加されました。かなりの月日が経ちましたが、不思議に焦りはありませんでした。神学者ピールの「主にある気楽さ」という私の大好きな言葉が何度も思い浮かびました。「きっと与えられる」と信じ、毎日祈り続けました。気持ちは落ち着いていました。

理事会までになんとか新理事長をという思いは私だけではなく、多くの理事たちの共通の願いでした。アメリカに長期滞在の予定だった医師が、家族の事情で帰国することになったというニュースが飛び込んできました。私は神様が祈りに答えてくださったと確信しました。話はトントン拍子に進み、私は安心して理事長の職務を彼に任せることができました。

「神のなさることは、すべて時にかなって美しい」（伝道者の書三・一一）ということばの実現でした。

4　闇は光の母

詩人の谷川俊太郎さんの作品の一つに「闇は光の母」というのがあります。やや長いのですが、引用します。

闇がなければ光はなかった
闇は光の母

光がなければ眼はなかった
眼は光の子ども

眼に見えるものが隠している
眼に見えぬもの

人間は母の胎内の闇から生まれ
ふるさとの闇へと帰ってゆく

つかの間の光によって
世界の限りない美しさを知り

こころとからだにひそむ宇宙を
眼が休む夜に夢見る

いつ始まったのか私たちは
誰が始めたのかすべてを

その謎に迫ろうとして眼は
見えぬものを見るすべを探る

ダークマター
眼に見えず耳に聞こえず
しかもずっしりと伝わってくる
重々しい気配のようなもの
そこから今もなお
生まれ続けているものがある
闇は無ではない
闇は私たちを愛している
光を孕み　光を育む闇の
その愛を恐れてはならない

谷川さんとは講演会で何度かご一緒したことがあります。私が一番印象的だったのは彼の目です。優しいまなざしの中に鋭さを感じさせる目をしておられるのです。この優しさと鋭さは彼の多くの詩の随所に見られます。この「闇は光の母」という詩の中にもそれが見られるのです。

この詩を読んだ時に、湧き上がってくる思いは、その人によってかなり違うのではないでしょうか。読んだ人は、詩が表現していることを自分のこれまでの経験と照らし合わせます。そして、自分の経験を自分では思いもつかない「詩的表現」で伝える詩人の才能に感動します。

私はこの詩を読んだ時に自分の経験と重ね合わせると同時に、聖書の教えと重ね合わせました。冒頭の「闇がなければ光はなかった／闇は光の母」から、聖書の創世記一章二節、三節を思い浮かべました。「地は茫漠《ぼうばく》として何もなく、闇が大水の面の上にあり、神の霊がその水の面を動いていた。神は仰せられた。『光、あれ。』すると光があった」と。これは天地創造の記事ですが、あたかも光が闇から生まれた感じがします。その意味では「闇は光の母」と言えるかもしれません。

「闇がなければ光はなかった」という表現は、「真っ暗闇を歩いているような経験がなければ、闇が晴れて光に満ちた幸せな時はなかった」という意味ではないかと思います。長い人生において光が見えず、暗闇を歩いているように感じることは、その暗さに差はあっても、だれしも経験することです。そのような時、この闇は必ず終わる、そして光を見ることができるという気持ちをもてれば、闇の中を歩き続けられます。思春期の子どもさんの問題でとてもつらい時期に、ご主人が奥様に向かって、「主を信じて、祈りつつ進めば、このことを笑顔で話し合える日がきっと来るよ」と言われたそうです。数年後にそのことが実現したそうですが、奥様はご主人の一言が自分を支え続けたと言われました。「闇は光の母」という詩人の表現は、光を産むことができる闇という母親のもつ大きな力を見事に表現しています。

続いて詩人は「眼は光の子ども」と続けます。そして「眼に見えぬもの」へ、眼差しを向けます。詩人は神を意識して「眼に見えぬもの」という表現を使ったのではないでしょうか。

――苦難は希望の母

詩人は闇を「光を孕み　光を育む」ものとして表現しています。人生においては、闇は苦難と置き換えられるでしょう。「苦難さえも喜んでいます。それは、苦難が忍耐を生み出し、忍耐が練られた品性を生み出し、練られた品性が希望を生み出すと、私たちは知っているからです」(ローマ五・三、四)と聖書にあります。谷川流に言えば、苦難は忍耐の母、忍耐は練られた品性の母、練られた品性は希望の母ということになります。結局、苦難は希望の母ということになります。苦難は希望を孕み、育むものなのです。

聖書のコリント人への手紙第一、一〇章一三節には、「あなたがたが経験した試練はみな、人の知らないものではありません。神は真実な方です。あなたがたを耐えられない試練にあわせることはなさいません。むしろ、耐えられるように、試練とともに脱出の道も備えていてくださいます」と書かれています。この箇所は素晴らしいことを教えています。私たちが神に属する者であるならば、耐えられない試練にあうことはないというのです。

この聖書箇所はどれほど多くの人々を慰めてきたことでしょう。これほどの苦労をした人はいないと思うほどの経験をした人が、それを苦労とはとらえず、信仰に支えられて、淡々と乗り越えたことを知る時、脱出の道を備えられる神を賛美せずにはおれません。

苦難の真っ只中にある時、この苦難は希望を孕んでいる、脱出の道は必ず備えられると信じるのはたやすいことではないかもしれません。しかし、多くのクリスチャンの証しに接する時、それが事実であることがわかります。ここで大切なことは、脱出の道は、必ずしも自分が望んだ道ではないことがあるということです。自分の思いと主の御心が違うことは、信仰生活においてだれしも経験することです。

——祈れば道は開ける

子どもが教会の日曜学校に通っていたころ、授業を参観したことがあります。その日の先生のお話を鮮明に覚えています。「イエス様は八百屋さん」という話でした。おばさんが八百屋さんに来て、「大根を下さい」と言いました。八百屋さんのご主人であるイエス様は、「今のあなたには大根より人参がいいと思います」と言われました。お母さんは、仕方なく人参を買って帰って食べました。そうすると、長い間続いていた腰の痛みが取れました——という話です。

困った状況にある時、その解決を願って祈ります。そこで示された道が、自分の希望するような道ではなかったということは、人生においてしばしば起こります。しかし、振り返ってみると、祈りの結果与えられた道は、一見、願っていた道と違っても、その道を歩んでいるうちに、それが自分にとって、最もふさわしい道であったとわかります。しっかりと祈る時、道は開けるのです。

5　老いを生きる

——多死時代

最近、医学、看護、介護の領域の中で、「二〇二五年問題」が重要な課題になっています。二〇二五年には「ベビーブーム世代」が前期高齢者に到達し、その十年後（二〇三五年）には高齢者人口が約三五〇〇万人に達すると推測されます。

日本人の死亡場所を調べてみますと、二〇一七年のある統計で病院七三・〇％、自宅一三・二％、老人ホーム七・五％となっています。ここ数年の日本人の死亡場所は、病院が少しずつ減り、老人ホームが増え、自宅が不変という状況です。「二〇二五年」問題とは、「多死問題」と言い換えることができます。そこで日本人にとって「どこで死ぬか」が大きな問題になるわけです。

——日本人の死因

二〇一八年現在、日本人の死因は、一位がん、二位心臓病、三位肺炎です。七年前の二〇一一年までは三位が脳血管障害だったのですが、肺炎が三位になりました。この変化の原因として考えられるのが、若いころの喫煙と、高齢になってからの誤嚥性《ごえんせい》肺炎です。特に後者は高齢者の死因として注意する必要があります。

――老化は尾部頭部法則

人間の発達は上（頭部）から下（尾部）へ進みます。これを頭部尾部法則といいます。赤ちゃんは首がすわる（頸部の筋肉の発達）→寝返り（胸と背中の筋肉の発達）→お座り（腰の筋肉）→這《は》い這い（膝の筋肉）→つかまり立ち（足指の筋肉）→歩行の順で発達します。

老化や衰弱はこれとは全く逆になります。いわば尾部頭部法則に従います。歩行困難→歩行不能→つかまり立ち→這って移動→座ったまま→寝たきり→寝返り不可能→首をまわせない→死という順序です。老いは足からです。

――赤ちゃんは杖をつけない

発達を山登りにたとえると、老化は一度登った山の同じ道を再び下ることなのでしょうか。そうではなくて、老化とは登って来た山の向こう側の新しい道を下って行く過程です。

その過程の途中で、身体機能の上では、発達の段階と同じレベルになることがあります。たとえば「つかまり立ち」という状態を考えると、レベルの上では、赤ちゃんと老人では同じです。しかし、両者に決定的に違うことがあります。それは、老人の場合はこれまでの生活の知恵を利用できるということです。具体的に言えば、老人の場合、二本の足で歩けなくなっても、杖をついて三本足で歩くことができます。赤ちゃんは決して杖をついて歩けません。

――老いへの適応パターン

老いを自覚したとき、それをどうとらえるかに個人差があります。S・ライチャードは老人の適応のパターンを、円熟型――人生の体験を統合して、周囲の人々の中で自分の果たすべき役割を発見し、それを遂行していくタイプで、指導的立場を維持し続ける――、安楽椅子型（自適型）――周囲と一定の距離をおきつつ、自分の生きがいを見つけだして、満足感をいだいて生活するタイプ――、逃避型（防衛型）――老いた自分を守り、自分をおびやかすものから遠ざかる――、憤慨型（外罰型）――生活上の不満や悩みが多く、そのはけ口を自分以外のものに向ける――、自己嫌悪型（内罰型）――不満や悩みが多い自分に嫌悪をいだく――、の五つに分けています。

適応の問題を考える時、大切なことは、適応の問題に価値づけをしないということである、とライチャードは述べています。良し悪しの評価をしないということです。たとえば自適型の人は表面的には精神的に安定していますが、背後に人生に対するあきらめが存在するかもしれません。憤慨型の人は常に葛藤に悩み、周囲とのトラブルが絶えないかもしれませんが、その人にとっては、それが最も自分に忠実な生き方かもしれないのです。多くのお年寄りに接してきて、私はもう一つ感謝型の適応があると思います。自分のこれまでの人生と現在に感謝できる生き方です。

いずれにしても、人は生きてきたように老いていきます。まわりに不平を言いながら生きてきた人は、不平を言いながら老います。生き方が老い方を決めるのです。私は個人的には感謝型の老い方をしたいと思っています。そのためには、今から自分の置かれている人間関係や環境を感謝する習慣をつける必要がありそうです。

——背負い、運び、救い出す

人は全人的に老います。「全人的に」とは、体も心も魂もという意味です。体の老いは一番わかりやすい老いです。歳とともに白髪や皺《しわ》が増えます。足が弱り、杖をつくようになり、手すりの助けを借りるようになり、手押し車、車椅子と進みます。老いが進むと、座っていることが困難になり、やがて寝たきりになります。

老いとともに心にも変化が見られるようになります。定年とともに社会的役割の喪失感、自己の無用感、意欲の低下、孤独感、自閉傾向などが見られるようになります。魂の問題も重要です。いわゆるスピリチュアルペインと言われるものです。自分の能力に自信がある人の場合は、老人扱いされることが不当なこととして受け取られることがあります。役割への固執、反動としての自己主張などが見られます。周囲からは頑固、意地っ張り、頑な、という評価を受けます。

老いを迎えようとしている人々は老いの身体的、精神的、社会的、霊的な側面を知っておくことが大切だと思います。特に霊的側面に関しては、一般的にあまり触れられませんし、書物でも扱われません。その意味で、聖書が語っている老いについて見ておくことは大切だと思います。

イザヤ書四六章四節にこうあります。

「あなたがたが白髪《しらが》になっても、わたしは背負う。わたしはそうしてきたのだ。わたしは運ぶ。背負って救い出す。」

なんと慰めに満ちたお言葉でしょうか。「背負う」、「運ぶ」、「救い出す」とありますが、「何を」でしょうか。私は「いのち」をだと思います。神様はたとえ老いて弱っていても、私たちのいのちを背負い、いのちを運び（運命という言葉が象徴しています）、困難な状況から救い出してくださるのです。

神様は私たちの「いのち」を「背負う」、「運ぶ」、「救い出す」と宣言してくださっています。

6　老いに備える

――長寿社会

二〇一八年度中に百歳になる人は「三二、二四一人」で、昨年度よりも一四四人増えました。また、住民基本台帳を基にした「百歳以上の高齢者数」は「六九、七八五人」で、前年よりも二〇一四人増えています。百歳以上の高齢者のうち、「男性」は八、三三一人、「女性」は六一、四五四人で、女性が八八・一％を占めています。

最近、『百まで生きる覚悟』（春日キスヨ著、光文社新書）という本を読みました。「超長寿時代の『身じまい』の作法」という副題がついています。長寿時代を迎え、老人のひとり暮らしが増えているにもかかわらず、自分の「身じまい」のことをしっかりと考えている人が少ないと著者は指摘しています。年末にいただいた訃報の中にも百歳を過ぎた方が何人かおられました。日本が超長寿時代を迎えていることはだれもが実感していることだと思います。それにもかかわらず、人々は「老いに備える」ということをあまりしないのではないでしょうか。

老いへの備え

ポール・トゥルニエというスイスの精神科医は、七十三歳の時に著した『老いの意味――美《うる》わしい老年のために――』（山村嘉己訳、ヨルダン社、一九七五年）という書物の中で、働き盛りの四十歳～五十歳の時に、「老いへの備え」をすることを勧めています。働き盛りの年代の時に、自分の仕事だけに埋没してしまうと、幸せな老後を過ごすことが難しくなるというのです。トゥルニエは二つのことを勧めています。この年代に読書の習慣をつけることと趣味を見つけることです。

私自身を振り返ってみますと、この年代はホスピスでの臨床と大学での授業という二つの責任を持っていたので、読書はもっぱら仕事に関するものでした。トゥルニエはこの年代は、幅広く教養を身につける読書をすることが大切だと主張しています。特に歴史、経済、哲学の分野に関する読書を勧めています。それが豊かな老年に結びつくというのです。

私は趣味に関しては、運動不足の解消も兼ねて、五十六歳の時にゴルフを始めました。今も月に一～二度、コースに出ます。いつまでできるかわかりませんが、できるだけ長く続けたいと願っています。

四十～五十歳の時に教養を身につける読書をしておけばよかったとつくづく思います。そんな暇はなかったと自分に言い聞かせたいとも思いますが、やはり読書の大切さがわかっていなかったのだろうと思います。

――読書の勧め

二〇一七年に百五歳で亡くなった日野原重明先生は読書家でした。先生とは五十年ばかり指導をしていただいたり、一緒に仕事をさせていただいたり、親しくしていただきました。先生は亡くなる六年前、百歳の時に『一〇〇歳のことば一〇〇選』（ＰＨＰ文庫）を出版されました。八十五歳以上、九十歳、百歳の人たち百人が残した言葉を六つの項目にまとめたものです。その人たちの背景は実に多彩で、たとえば、作家、スポーツ選手、詩人、僧侶、画家、女優、漫画家、歴史学者、言語学者、俳人、舞踏家、映画監督、指揮者、実業家、彫刻家、政治家、文化人類学者……などです。本の内容そのものも素晴らしいものでしたが、私が最も驚いたのは日野原先生の読書量です。だれかの言葉を紹介するためには、その人が書いた書物や文章を読む必要があります。日野原先生はそれを実行されたのです。

日野原先生に長年ご指導いただいて私が痛感したのは、先生の教養の広さと深さです。

その基礎になっているのが読書でした。超多忙な毎日のスケジュールにもかかわらず、読書を重要視された先生の生き方が、先生の幅広いご活躍の基礎なのだと思います。四十～五十歳の時についた読書の習慣が、百歳になっても続いていたというのは驚くべきであると思います。

渡辺昇一氏も『終生 知的生活の方法』（扶桑社新書）の中で、「老年をどう過ごすかという準備は、できれば四十代の頃からしておいたほうがいいと思う」と述べています。

――老いは足から

「老いは足から」とよく言われます。様々な身体的変化で私たちは老いを自覚させられます。白髪が増え、顔に皺《しわ》が現れ、あちこちにシミができます。これらは日常生活に支障をきたらせませんが、足の弱りは自由に行きたい所へ行けないという不便さと直結します。できるだけ自分の足で歩けるように備えをすることが大切です。

日野原先生の人生はまさに挑戦の人生でした。これは有名な話なので多くの方がご存じだと思いますが、先生はかなり高齢になってからも、駅のエスカレーターやエレベーターは使わず、階段を上り下りされました。それも可能な時は二段ずつ上られたそうです。あるとき、「先生、まだ二段ずつ上っておられますか」とお尋ねしたところ、「もう二段ずつは無理です。しかしエスカレーターやエレベーターは使わず、階段を一段ずつ上っています。そして最後だけ二段上ります」と言われました。私はすかさず、「先生なぜ最後に二段なのですか」とお尋ねしました。先生は、「やがて最後の二段も難しくなると思います。でも、それまでは挑戦です」と言われました。

このエピソードは先生の典型的な挑戦の精神の表れだと思います。しかし挑戦だけではなく、ちゃんと折り合いもつけられます。階段が無理になり、移動するのにエスカレーターやエレベーターを使われるようになりました。杖をつかれるようになり、やがて車椅子の移動になられました。しかしそのような状態にあっても、かなり長時間の講演を立ってなさいました。スピリチュアルケア学会での認定式の時に、しっかりと立って認定証を渡される先生のお姿を見て、さすが日野原先生と感じました。

先生の晩年のお姿を見ると、「少しの挑戦と適切な折り合い」を見事に実現されたものと思います。

聖書と老い

聖書は「老い」をかなり前向きにとらえています。旧約聖書の箴言《しんげん》にそれが表れています。「白髪《はくはつ》は栄えの冠。それは正義の道に見出《みいだ》される」（一六・三一）や、「若い男の栄誉は彼らの力。老人の輝きはその白髪」（二〇・二九）はその例です。老いても人としての輝きを保つためにも、老いへの備えをしっかりとしたいものです。

7　ユーモアを生きる

――川　柳

ある新聞の川柳大賞は、「党名のような政治をしてほしい」です。大賞だけあって、なかなか優れた作品だと思います。新聞には毎日、殺人や事故など、暗い記事が多く掲載されますが、川柳欄は人々の心をホッとさせます。

人を感動させる川柳もあります。東日本大震災の被災地で生まれた川柳に、「悲しみを濾過《ろか》して咲いた曼珠沙華《まんじゅしゃげ》」というのがあります。「濾過して」という表現がこの川柳のいのちだと思います。もう一つ、悲しみが漂う重い空気と、それを突き破るように咲いた真っ赤な曼珠沙華（彼岸花《ひがんばな》）の対比も見事です。

川柳の三要素は、おもしろさ、かるさ、穿《うが》ちだと言われています。穿つとは、辞書によると「物事や人情の隠れた真の姿に、たくみに触れる」こととあります。私は、川柳の本質はユーモアだと思っています。

――人生とユーモア

八十年生きてきて、人生におけるユーモアの大切さを痛感しています。ユーモア（Humor）の語源は、ラテン語で体液という意味のHumores（フモーレス）です。体液は血液や消化液のように、それなしには生きていけない大切なものです。それが語源だということは、ユーモアは、それがなければ、人間らしく生きていけないということです。

フランクルは、「ユーモアは人間だけに与えられた、神的と言ってもいいほどの崇高な能力である」と言っていますし、また、「一見絶望的で逃れる途《みち》が見えないような状況においても、ユーモアはその事態と自分との間に距離をおかせる働きをする」とも、「ユーモアによって、自分自身や自分の人生を異なった視点から観察できる柔軟性や客観性が生まれる」とも言っています。

私自身も、ユーモアは人生にとって、非常に重要な位置を占めていると思っています。私がユーモアの大切さに気づいた経過を書いてみます。

私は、ホスピスという場で約二、五〇〇名の患者さんを看取りました。重い仕事です。看取りが一、〇〇〇名を超えたころ、その重さをなんとかしなければいけないと思うようになりました。そんな時、ふと新聞の川柳欄が目に留まり、読んでみると、プッと笑える川柳がありました。そして、笑ったあと、少し心の重さが軽くなった感じがしました。それがきっかけになり、新聞に川柳を投稿するようになり、これまでに五十七句当選しました。

――愛と思いやりの現実的な表現

上智大学の名誉教授、アルフォンス・デーケン先生から教えていただいたことですが、ドイツのユーモアの定義は、「愛と思いやりの現実的な表現」だそうです。デーケン先生は哲学の先生ですが、その講演はとてもわかりやすいものです。話のところどころに笑いやユーモアがちりばめられているのも先生の講演の特徴です。その一つを紹介します。

ドイツから日本に来た最初のころ、日本語がわからず、苦労や失敗をされたそうです。日本人の友人が「相手の言うことがわからないときは、『そうですね』と言っておけば、まずまず間違いがない」と教えてくれたそうです。ある日、知人の家に招待されて、食事の時、奥さんが「粗末なものですが」と言われたそうです。先生はその意味がわからないまま、教えられたとおりに「そうですね」と言ったところ、奥さんは変な顔になったそうです。

――ユーモアを生きる

最近、『ユーモアを生きる——困難な状況に立ち向かう最高の処方箋——』（三輪書店）という本を上梓しました。その中で、末期のがんでホスピスに入院して来た患者さんが、つらい状況をユーモアで乗り越えられた例を書きました。

困難な状況に立ち向かう方法はいろいろあるでしょうが、ユーモアがその強力な手段になることがあります。たとえば、乳がんの肺転移で衰弱が進み、ほとんど寝たきり状態のTさん。ある日の回診の時、「いかがですか？」との私の問いかけに、ややいたずらっぽい目つきをして、答えられました。「おかげさまで順調に弱っています」。旅立ちが近いことを体で感じ始めたTさん。つらく悲しい状況の中で、こんな言葉が出るとは想像もしていませんでした。Tさんは「順調に弱っています」と言うことによって、つらさや悲しさを少し横に吹き飛ばされたのではないでしょうか。ユーモアは困難な状況に立ち向かう処方箋になることがあるのです。

信仰によって永遠のいのちを信じているクリスチャンの患者さんが、ホスピスの回診の時、「先生、もうすぐ神様のところへ行く感じがします。先生も、また、来てくださいね」と言われました。私は「ええ、まあ、いつかはね」と答えました。この患者さんの言葉に私はユーモアを感じました。

――イエスのユーモア

『キリスト教と笑い』（宮田光雄著、岩波新書）というユニークな書物を紹介したいと思います。著者は、イエスが素晴らしいユーモアのセンスをもっていたと主張しています。それを二か所の聖句を挙げて説明しています。一つは「目の中にある梁《はり》」です。「あなたは、兄弟の目にあるちりは見えるのに、自分の目にある梁には、なぜ気がつかないのですか。兄弟に向かって、『あなたの目からちりを取り除かせてください』と、どうして言うのですか。見なさい。自分の目には梁があるではありませんか。偽善者よ、まず自分の目から梁を取り除きなさい。そうすれば、はっきり見えるようになって、兄弟の目からちりを取り除くことができます」（マタイ七・三〜五）。著者の宮田氏は、「こんなグロテスクなイエスのユーモアは、まさしくユニークで誰も真似することができないものであろう。それだけ、効果的であったことはいうまでもない」と述べています。

イエスのユーモアのセンスに関してもう一つ挙げられているのは、「らくだと針の穴」のたとえです。「金持ちが神の国に入るよりは、らくだが針の穴を通るほうが易しいのです」（マルコ一〇・二五）は誇張法の例として有名です。人々はそのドラスティックな非合理さのゆえに、この言葉に耳を傾け、考え込まざるを得なくさせられるのではないでしょうか。このたとえは誇張法によるユーモアの最も素晴らしい例なのではないかと思います。

8　すべてが益になる

——人生の出来事

人生には実に様々なことが起こります。嬉《うれ》しいことと悲しいことのどちらが多いでしょうか。自分の人生を振り返ってみると、悲しいことのほうが多かった感じがします。

人の感情には陽性感情と陰性感情があります。前者はたとえば、嬉しい、楽しいなどです。後者は悲しい、つらい、はかない、やるせない、悔しい、などです。陰性感情を表す言葉のほうが多いのです。自分にとって都合の良いことよりも、都合の悪いことのほうが多く起こるのが、人生なのではないでしょうか。

自分にとって不都合なことが起こったとき、人はイライラしたり、腹を立てたり、ゆううつになったりします。どんなことにイライラするか、どんなことを不都合に感じるかなどは人によって、かなりの差があります。時間観念の差は人々の気持ちに大きく影響すると言われています。

たとえば、約束の時間に来ない相手を待っているとき、だれでも少しはイライラしますが、その程度は人によって、かなり違います。私は「時間人間」だと思っています。待たされると、かなりイライラします。自分が約束の時間に遅れることはまずありません。講演の時間を守らない演者には腹が立ちます。自分の講演の時には、終了時間を必ず守ります。良い、悪いは別にして、この時間概念の差は、その人の持ち味を決めるかなり重要な要素だと思います。

――不都合な出来事

自分がどんな不都合さに弱いかを知ることも大切だと思います。職場の人間関係がストレスの原因になっている人はかなり多いと思います。その解決のための大原則を知っておくことが大切です。それは、相手が変わることを期待するのではなく、自分が変わる努力をするということです。相手の変化を期待している間は、人間関係は改善しません。

私自身はどんなストレスに弱いか自己分析してみました。その結果、かなりはっきりしたのは、身の周りにあるパソコン、機械、器具、家電製品、電気製品などの不具合が非常に気になるということです。最近の出来事では、PCのWi-Fiの繋《つな》がりが悪く、その原因追究に随分時間をかけました。業者に問い合わせても埒《らち》が明かず、まだ解決していません。こんなことで心が落ち着かないのは情けないと思いながら、どうしようもなく、気にかかるのです。このことがきっと益になっていくと信じることが大切だと思っています。

――共に働いて益となる

このような状況の時、いつも心に浮かぶ聖書のみことばがあります。「神を愛する人たち、すなわち、神のご計画にしたがって召された人たちのためには、すべてのことがともに働いて益となることを、私たちは知っています」（ローマ八・二八）。

困ったこと、気になること、心配なことなどが起こったとき、「すべてのことが共に働いて益となる」と信じることができれば、どれほどありがたいことでしょう。「すべてのこと」とありますから、その中には悲しいことやとても解決しそうにない難しいことも含まれます。「共に働いて益となる」とありますが、「解決する」とは書いてありません。解決しなくとも、様々なことが共に働いて、その人の益になるということです。

一つのことがうまくいかなくて悩んでいるとき、それとは全く関係のないことが起こり、その二つのことが関係し合って、予想もしなかった良い道が開かれる場合があります。かなり良い道が開かれようとしているとき、その道が突然閉ざされ、悲しい思いを抱いているとき、閉ざされたことが原因となって、新しい良い道が開かれる場合もあります。常識的にはマイナスのことが現実ではプラスになることもあります。自分の人生を振り返って二つのことを思い出します。

――二つの出来事

医学部を卒業した直後に私は左手首の内側を割れたガラスで深く切りました。金魚鉢の水を換えようとして手が滑り、鉢が割れ、かなり大きいガラスが手首を切り、動脈から血が噴水のように飛びました。神経と筋肉と腱が切れました。すぐに手術をし、数年かけてのリハビリで日常生活に支障がないほど回復しました。十針の手術痕が残りました。左手での細かい作業が困難です。この事故で、ぼんやりと憧れていた外科医への道は閉ざされました。そして精神科医としての道が開かれました。「災い転じて福となる」という諺《ことわざ》がありますが、聖書的にいえば、「すべてのことが共に働いて益となる」と言えるのではないかと思います。振り返ってみて、精神科を専攻したことは私の人生にとってとても良かったと思っています。

もう一つのエピソードも私にとってはとても大切なものです。一九六六年、北海道での雪見客を乗せた全日空機が羽田沖に墜落し一三三名の犠牲者を出しました。友人がそのうちの一人でした。そのとき私はたまたま東京にいました。アメリカへの留学試験を受けるためでした。友人のご両親が、どうしても遺体の確認ができないので、ということで、依頼を受け、遺体安置場へ行きました。

通夜やその他の手続きでその夜はほとんど寝られないまま、試験を受けました。試験の後半部分で、耐えがたい眠気に襲われ、不覚にもしばらく寝てしまったのです。ふと目覚めて、時計を見ると、残り時間が十分程度。五択問題はまだかなり残っています。私は短く、しかし真剣に祈りました。「神様、どうかこの者の選択をお護りください」と。まさに奇跡が起こりました。最低点の七五点で合格したのです。そして、アメリカへの留学、留学中のホスピスケアの経験、日本でのホスピスのスタートとつながっていくのです。まさに「すべてのことが共に働いて益」となったのです。

このような経験をおもちの人もきっとおられるでしょう。そして、「偶然が重なり、良い結果になりました」と言われるかもしれません。私は、この経験は偶然ではなく、信仰的には、神様の介入によって実現したと信じています。「すべてのことが共に働いて益となる」というのは素晴らしいメッセージですが、それには条件があります。「神を愛する人たちのためには」がその条件です。すべてのことが益になるためには、神を愛することが必要なのです。

9　人生の実力

――人生の実力

「実力」という言葉から、どんな言葉を連想するかは人によってかなり違うように思います。私はまず「実力養成講座」を思い浮かべました。人によっては、政界の実力者や経済界の実力者という言葉を連想する場合もあるでしょう。実力者を辞書で引いてみると、「ある社会で、またはある事をする上で、見かけではなく、実際に力をもっている人」（広辞苑）とあります。

私はこれまでに精神科医として、ホスピス医として多くの患者さんやご家族に接してきました。その中で、「人生の実力者」と呼ぶべき多くの人に出会いました。その体験を一冊の本にまとめ、出版しました（『人生の実力』幻冬舎）。その内容と少しダブりますが、二人の方を紹介します。

――二人の実力者

三十四歳の統合失調症の一人息子さんのお母さんです。二十歳の時に発症し、入退院を繰り返してきました。私が診察した時は五回めの入院から退院したばかりでした。長年の病気の跡が、表情の硬さに現れていました。彼にも母親にも、これから先、長い長い病との闘いが待っていると思いました。

お母さんに「長い間大変でしたね」と声をかけると、「自分が産んだ子ですから、世話をするのは当然です」と、落ち着いた答えが返ってきました。私はこの母親は人生の実力者だと思いました。人生の実力者の定義は「自分にとって不都合なことが起こった時、その中に自分が人間として生きている証《あかし》を見ることができる力」だと思いました。一人息子が心の病になるということは、母親にとって、不都合なことです。しかし、この母親は、その不都合さをしっかりと受けとめ、事態に対処しようとしているのです。実力がなければできないことです。

末期の肝臓がんでホスピスに入院した六十七歳の男性患者。早くに両親を亡くし、結婚生活で苦労して離婚、仕事では同僚に裏切られ、それが原因でリストラされ、長く一人暮らしをしたという、随分つらい経験（少なくとも私からすれば）をした人でした。

亡くなる二週間ほど前の回診の時、「入院の時のあの痛みがすっかり取れました。ここへ来て、本当によかったです。ありがとうございました。いろいろありましたが、幸せな人生でした」と言われました。無理に出た言葉ではなく、ごく自然に、落ち着いた口調で発せられた言葉でした。この人も人生の実力者だと思いました。

人生の実力者の定義に追加が必要になりました。それは「どのような状況に置かれても、その状況を幸せと思える力」です。

人生の実力はどのようにすればつくのでしょうか。人生の実力は「不都合さの克服」によってつくのではないかと私は思っています。自分にとって不都合なことが起こった時にどのような態度を取るかで、その人の人生の色合いが決まります。その態度はその人が何に価値を置いているかによって決まります。

三つの価値観

精神科医のヴィクトール・フランクルは、人間には三つの価値観が存在するという有名な言葉を残しています。創造価値、経験価値、態度価値です。創造価値は自分がどれほど何かを創《つく》り出すことができるかに価値を置くことです。作家が何冊本を出したか、研究者がどれほど論文を書いたか、起業家がどれほど新製品を創ったか等、量的なものに価値観を置くことです。

経験価値は、どれほど多くのことを経験したかに価値を置くことで、たとえば、海外旅行の回数や観劇の回数など、経験に価値観の基準を置くことです。

態度価値というのは、物事が起こった時に、その物事に対してどのような態度で接するかが一番大切だとすることです。

フランクルは、人生の実力者は態度価値が一番重要だと思っている人だと述べています。人生の途上で起こるすべてのことには、プラス面とマイナス面があります。その例によく用いられるのが宝くじに当たって、多額の賞金を手にした人の運命です。ある人はそれを元手にして新しい事業を始め、成功しました。ある人は株に手を出し、失敗し、貯《た》めていたお金も使い果たしてしまいました。大きなプラスと思ったことにもマイナス面があり、それと同様にマイナスと思ったことにもプラス面があります。自分にとって、マイナスと感じることが起こっても、このことにはきっとプラス面もあると信じて対処するという態度をとっていくことが大切だとフランクルは述べています。

――庶民の死

私は以前、「庶民の死」ということを書いたことがあります。いわゆる庶民といわれる人々は、つらいことを何回も乗り越えてきています。庶民は「小さな死」の体験者です。

「小さな死」というのは、たとえば、手に入れようと思ったことが手に入らなかったりしたということです。「庶民の人々」というのは、この小さな死を積み重ねてきた人々で、行きたい学校に行けなかったり、入りたい会社に入れなくて、また、得たい地位に就けなくて、欲しかった名誉が手に入らなくて、儲《もう》けたかったお金があまり儲からなかったり、というようにずっと自分にとって不都合なことをそれなりに克服しながら、ずっと生きてきた人々です。ずっと小さな死を体験してきた人、つまり小さな死で訓練を積んできた人は、自分にとって一番不都合な「大きな死」である「本当の死」を比較的うまく受け入れられます。

ところが、小さな死を体験したことがない人は大きな死、本当の死を受け入れるのが難しいのです。ある上場企業の企画部長を思い出します。末期の腎臓がんでホスピスに入院してこられました。この人は小さな死を体験したことがありませんでした。行きたい学校へ行き、入りたい会社へ入り、就きたい地位につきました。地位と名誉と財産を築きながらも、初めてうまくいかなかったのが、自分の命が五十七歳で無くなるということでした。これは大変です。ずっとエリートコースを生きてきたこの人は不都合なことを乗り越えた体験をしたことがない人でした。初めての不都合な体験が一番乗り越えにくい自らの死でした。死を受け入れることができず、「死にたくない」という言葉を最後の最後まで言い続けました。

多くの人は大きな死の前に小さな死の連なりを経験します。いわば、多くの小さな死で、大きな死の練習をするのです。

10　挑戦、決断、折り合い

人生は決断の連続です。その中でも、どんな高校、どんな大学、何学部、就職先、結婚相手などは特に重要な決断の対象になります。日常生活の中でも、電車で行くか、バスにするか、百貨店で買うか、専門店にするかなども決断の対象になります。

結婚や就職など人生の節目の決断もあれば、節目とは無関係に決断を迫られる場合もあります。一つの仕事をしている時に、他の職場から誘いがあった時など、とどまるのか、変わるのか決断しなければなりません。

――決断には喪失が伴う

二者択一の決断が難しいのは、決断に喪失が伴うからだと思います。転職すべきかどうかの決断を迫られた時、転職を決断すれば、現在の職場で築いた業績や人間関係を失います。転職をしない決断をすれば、新しい職場での自分の可能性や新しい人間関係を失います。一つの決断をする時、その決断によって失うものがあるという認識を持っていることが大切です。

私自身も八十年間に随分多くの決断をしてきました。人生は決断の連続の上に成立するものだと思います。

神様は人生の流れを造られます。しかし、その流れに乗るか乗らないかは私たち一人ひとりの決断に委ねられます。私たちは選択の自由を神様から与えられています。選択の自由がないロボットではないのです。神様は時には二つの流れを同時に提示されることもあります。そのうちの一つを選んだ場合、他の道の先にある可能性を失う覚悟をしなければなりません。

一九七二年、私は神様から二つの道を示されました。アメリカでの留学生活が終わりに近づき、どのような形で帰国するかを考えていた時でした。詳しくは拙著『恵みの軌跡』(いのちのことば社)に記しましたが、大学病院とキリスト教病院の二つの病院から就職の話が同時に届いたのです。随分悩み、祈りました。そして、キリスト教病院を選びました。研究中心の生活は失いましたが、ホスピスのスタートという夢が実現しました。

神様は時には二つの異なる道を両立させるという特別な恵みを与えてくださることがあります。やはり前述の『恵みの軌跡』にも書いたことですが、ホスピスにおける臨床の生活の途中で、大学での教育と研究への道が示され、その両方をするという道が開けたのです。

もう一つの経験は、学院の学院長と病院の理事長を、短い間ですが兼務したというものです。

――老いの決断

二〇一九年四月に私たち夫婦はある決断をしました。娘夫婦と孫三人と同居するという決断です。

私たち夫婦は、三人の子どもたちが独立して家を出てから、私の母と三人暮らしをしていました。その母が五年前に一〇一歳で召天しました。結婚以来ずっと一緒に住んでいたので、私たち夫婦にとっては、結婚後初めて二人きりの生活となったわけです。私にとっては、静かで落ち着いた五年間でした。

そこへ持ち上がったのが同居の可能性です。娘夫婦はやがて私たち老夫婦の面倒をみる覚悟をしてくれていました。それはありがたいのですが、タイミングの問題です。私は正直まだ元気なので、もう少し夫婦二人の静かな生活があってもいいかなと思っていました。それが七人家族になるというわけです。ときどき娘夫婦の家に行っていた家内が、孫たちの成長とともに家の狭さを実感したようです。娘夫婦も私たち二人が元気なうちに同居を始めるのがいいのではないかと思い始めたようです。

孫たちの学校の事情もありました。四月から長女が中学一年生に、長男は四年生に、次男が小学一年生になります。転校のタイミングも良いのではないかとも考えられます。

家内は受け入れに前向きでした。娘夫婦と孫たちもそれを望んでいるようでした。残りは私の決断でした。少し時間がかかりましたが、同居の決断をしました。同居を始めてから一か月と少しになります。

前述のように、決断には喪失が伴います。同居により私は静かな生活を喪失しました。同居によって孫の成長を体感できるというプラスを手に入れました。老後の安心というのはもっと大きいプラスかもしれません。

私の老後は講演と執筆だと思っています。講演の準備と執筆のためには静かな環境はとても大切です。子ども三人を含む七人家族の中で、静かな空間と時間を手に入れることは至難の技です。いろいろ考えた末、私は「逃げ場所」を確保しました。「仕事部屋」とも呼びます。自宅から車で十五分ほどのところに小さな住まいを借りたのです。週のうち何日かは、「仕事部屋」に行き、静かな環境で読書、思索、執筆などをします。そこでの静かな時間の後は、七人家族での夕食に自宅へ戻ります。

——挑戦と折り合い

七人家族への移行を家内は「チャレンジ」と受け取ったようです。決断の裏にはチャレンンジ精神が存在するのです。前にも書きましたが、一〇五歳で召天された聖路加国際病院名誉院長の日野原重明先生の人生はまさに挑戦の人生だったと思います。先生はかなり高齢になっても駅のエスカレーターやエレベーターは使わず階段を上り下りされました。それも可能な時は二段ずつ上られたそうです。

あるとき私は「先生まだ二段ずつ上っておられますか」とお尋ねしたところ、「もう二段ずつは無理です。しかしエスカレーターやエレベーターは使わず階段を一段ずつ上っています。そして最後だけ二段上ります」と言われました。私はすかさず「先生なぜ最後に二段なのですか」とお尋ねしました。先生は「やがて最後の二段も難しくなると思います。でもそれまでは挑戦です」と言われました。

このエピソードは先生の典型的な挑戦の精神の表れだと思います。しかし挑戦だけではなく、ちゃんと折り合いをつけられます。階段が無理になり、移動するのにエスカレーターやエレベーターを使われるようになりました。そして杖《つえ》をつかれるようになり、やがて車椅子の移動になられました。しかしそのような状態にあっても、かなり長時間の講演を立ってされました。スピリチュアルケア学会での認定式の時にしっかりと立って、認定証を渡される先生のお姿を見て、さすが日野原先生と感じました。先生の晩年のお姿を見ると、「少しの挑戦と適切な折り合い」を見事に実現されたものと思います。

11　人間力を高める

私たち人間は様々な人間関係の中で生きています。親子関係、兄弟姉妹関係、友人関係、職場の人間関係、夫婦関係、嫁姑関係……など実に様々な人間関係に囲まれています。良い人間関係は生きる希望に、悪い人間関係はうつ病の発症につながります。多くの心の病気が、人間関係の問題から発症します。

周りの人々と良い人間関係を持てているという事実は、その人の幸福度のかなり重要な部分を占めます。良い人間関係に恵まれている人には、それなりの力があります。人間力と呼んでもよいと思います。どんな人間力を持っている人が良い人間関係、対人関係を持つことができるのかを考えてみます。

――聴く力

良い人間関係を創るうえで、様々な力が必要ですが、その中で最も大切なのが聴く力です。「きく」という動詞は、「聞く」と「聴く」で大きな違いがあります。「聞く」には耳だけしかありませんが、一方「聴く」には耳だけでなく、心も入っています。それは個人的な関心を持ってしっかり聴くということであり、Active Listening（積極的傾聴）という言葉もあります。

共感する力

共感とはその人と同じように感じることですが、これはとても難しいことです。共感する力とは、相手に「自分の悩みやつらさが伝わった」と思わせる力です。共感する力には個人差があり、自然にできる人もいれば、それが非常に難しい人もいます。

私の場合は、臨床の場において末期の患者さんに接する時、共感的な態度で接するために「入れ替え法」を行うようにしていました。回診の時に寝ている患者さんの横に座り、自分のイメージの中で自分と患者さんとを入れ替えるのです。具体的には、イメージの上で、自分をベッドに寝かせ、患者さんを私が座っている椅子に座ってもらうのです。そうすれば患者さんが医師からどんな言葉をかけてほしいのかがわかります。この入れ替え法は共感力を高めるうえで、かなり有効だと思っています。

――受け入れる力

だれかが自分の悩みを訴えた時、それを全面的に受け入れるのはかなり難しいことです。しかし受け入れる力なしには、良い人間関係は成立しません。たとえば、取引先のスタッフとの関わりの難しさを上司に訴えた時に、自分の訴えをそのまま受け入れてもらえたという気持ちを持てると、心が和むものです。受け入れてもらえたという経験が信頼感につながります。そして良い人間関係が成立します。

――思いやる力

職場の中で、「あの人は思いやりがない。もう少し思いやりがあればいいのに、それがないのが一番つらい」というようなことをよく聞きます。私自身が医師として務めていた時、現場の大変さを上司が思いやってくれないという、つらい経験をしたことがあります。職場を同じくする人に対する思いやりの心が大切です。

――理解する力

私のことをわかろうとする気持ち、理解しようとする気持ちがその人にあるかどうかということは人間関係の上でとても大切です。

私自身がこれまでのキャリアで強く意識したことは、部下と何か話をしている時に、部下に対して「一生懸命話を聴いていたのだけれど、ここの部分がよくわからないので、もう一度話してほしい」と言って、その部分の説明を受けます。そして、「そういうことか！　よくわかりました」というようなやりとりをします。そうすることによって上司が自分を理解しようとしているということがわかります。逆に私自身の上司としての務めを部下がわかろうとしてくれていることがわかれば、私も嬉《うれ》しいと思います。

耐える力

良い人間関係を継続するためには忍耐が必要です。簡単に解決しない問題も多くあります。自分が「耐える力」を要求される立場にあることをしっかりと認識することが大切です。

引き受ける力

仕事において、上から下から仕事を頼まれた時に、「よし、引き受けた！」という気持ちをその人に示すことが大切です。私自身の経験で副院長時代に、院長に願っていたことを伝えた時に、院長が「わかりました。引き受けます」とはっきりと答えてくださった時、ほっとして嬉しく思ったことを覚えています。

引き受けるということは、相手の抱えている問題を受け入れること、相手の立場からすると自分の抱えている問題を移譲する、または手放すことであり、それによってほっとする安心感を得ることです。

――寛容な力

仕事において大変な状況で寛容な力を出すのは非常に難しいことですが、心が広い、許せる力を持っていることは大切です。

――存在する力

「存在する力」とは「逃げ出さない」という意味であり、「自分は逃げずにこのことに関して一緒に考える。何かあればいつでも呼んでください」ということです。「存在する力」を、私が好きな英語で表現すると、「I'm available」です。

――ユーモアの力

この「ユーモアの力」は私独特のものかもしれませんが、とても大切なことだと考えています。ドイツ語のユーモアの定義に、「〜にもかかわらず、笑うこと」「愛と思いやりの現実的な表現」とあります。病院という職場で大変な状況にもかかわらず、笑うことは難しいけれども、「愛と思いやりの現実的な表現」を実践することによって、職場の雰囲気が非常に良くなります。ユーモアが緊張を緩和した例を挙げてみます。

私が大学教授時代、ある雑誌社の若い記者が取材に来たことがありました。彼は私を雲の上の人のような存在ととらえており、緊張してガチガチになっていました。そんななか、私の趣味の川柳について話が及んだので、緊張を解くためにも、次の二句を紹介しました（当時世間で「窓際族」ということばが流行《はや》っていました）。

窓際も／せめて行きたい／南側
窓際の／頃が懐かし／窓の外

この句に対して彼が笑ったことによって今まであった立場の壁がすとんと落ち、取材がスムーズにいったという小さな例です。職場の中でもダジャレで寒がられるというのではなく、「愛と思いやりの現実的な表現」という意味でユーモアのセンスを生かすことが大切と考えています。

12　良き生と良き死

　ホスピスという場で、約二、五〇〇名の患者さんを看取りました。その経験から言えることは、「人は生きてきたように死んでいく」ということです。周りに感謝して生きてきた人は、私たちスタッフや家族に感謝して亡くなります。周りに不平不満を言ってきた人は、スタッフや家族に不平を言いながら亡くなります。生き様がそのまま死に様に現れます。良き死を死すためには、良き生を生きねばなりません。良き生を生きれば、良き死を死すことができます。

　良き生とはどんな生でしょうか。私は、感謝の生、散らす生、ゆだねる生だと思います。良き死とはどんな死でしょうか。私は、苦しくない死、交わりのある死、平安な死だと思います。

・感謝の生

良き生の筆頭は、感謝の生です。周りに感謝しながら生きてきた人は、周りから感謝されながら死を迎えます。家族に感謝しながら生きてきた人は臨終の床で「お父さんありがとう」という言葉を家族から言ってもらえます。それと同時に、「ご苦労様でした」という労《ねぎら》いの言葉もよく聞きます。感謝の生を生きていた人は、ホスピスにおいて、私たちスタッフに感謝しながら亡くなります。その意味で、ホスピスのスタッフも看取りやすいのです。

・散らす人生

その人の人生を振り返ってみると、大きく分けて散らす人生と集める人生があるようです。散らすというのは他の人に、いろんなものを与えることであり、集めるというのは集めたものを自分のために使うことです。人は何を集めたり散らしたりするかというと、金銭、能力、経験、知識、技術、アイディア、思いなどが思い浮かびます。たとえば、お金を集めて自分のために使う人と、他の人のために使う人がいます。自分の能力や技術を、自分のために使う人と、他の人のために使う人がいます。

自分のために使うか、他の人のために使うかによって、その人の生き方が最もはっきりと現れるのが時間です。お金などは、それがなければ人のために使おうと思っても使えません。時間はどんな人にも全く平等に与えられているものです。それゆえ、その時間を自分のために使うか、他の人のために使うかは、その人の生き方が決めると言ってもよいでしょう。

「散らす」という表現が聖書に出てきます。コリント人への手紙第二、九章九節に「この人は散らして、貧しい人々に与えた」(新改訳第三版)とあります。イエス・キリストは徹底して散らす人生を送られたのです。

・ゆだねる人生

「ゆだねる」を辞書で引くと、「すっかり任せる」とあります。日常生活では、「任せる」という言葉はよく使います。「この仕事、君に任せるからよろしく」とは言いますが、「ゆだねるからよろしく」とはあまり言いません。難しい手術の前に、患者さんは執刀医に「先生にお任せしますので、よろしくお願いいたします」と言います。そのあとで、「神様、どうぞ手術がうまくいきますように。あなたにゆだねます」と祈ります。

人生には、ゆだねざるを得ないことが多くあります。いつ死を迎えるかは自分の力で決めることができません。人生の途上で思い煩うことがしばしば起こります。聖書に、「あなたがたの思い煩いを、いっさい神にゆだねなさい。神があなたがたのことを心配してくださるからです」(Iペテロ五・七)とあります。思い煩いを神にゆだねることは、「良き生」の重要な要素です。

——良き死

・**苦しくない死**

ホスピスで看取った多くの患者さんが、「死ぬ覚悟はできているのですが、苦しんで死ぬことは避けたいのでよろしく」と言われます。がんの末期には痛みをはじめとして、多くの不快な症状が出現します。呼吸困難、全身倦怠感《けんたいかん》、食欲不振、吐き気などが患者さんを悩ませ、苦しさのもとになります。苦痛の緩和はホスピスや緩和ケアの重要な役割で、最近では、耐えられない苦しみをかかえて死を迎える人は少なくなりました。

・**交わりのある死**

人はみなひとりで旅立ちます。旅立ちはひとりですが、その日までだれかが側《そば》にいることが大切です。死へのプロセスをひとりで過ごすことほど寂しいことはありません。マザー・テレサがインドのコルカタを初めて訪れた時、路傍でひとり死んで行く人を見て、「死を待つ人々の家」を作りました。そこでだれかが側にいて、話を聴き、話しかけ、手を握るなど、「交わりの提供」をしました。

ホスピスでも、ときどき身寄りのない人を看取ることがあります。その人に交わりを提供できるのはホスピスのスタッフだけです。スタッフはできるだけベッドサイドに座り、「交わりの提供」を心がけます。最近日本では「孤独死」が社会問題になっています。人との交わりがないまま、死を迎える人々の寂しさを思う時、これにしっかり取り組む必要を感じます。

・平安な死

安心と平安は違います。「お金があるから安心」、「良い家族と友人があるから安心」、「地位と名誉があるから安心」などと言いますが、これらはみなあてにならないものです。お金は使えばなくなりますし、家族や友人は先に死ぬかもしれません。地位や名誉は一日でなくなる時もあります。これらはすべて横から来るものです。

安心とは文字どおり、「心が安らか」ということです。安心の源はすべて横から来るものです。安心は心に来ます。それに対して平安は上から来るものです。平安は心に来るのではなく、魂に来るものです。

ある七十二歳の肺がんのクリスチャン女性が亡くなる二日前、クリスチャンの娘さんに、「行ってくるね」と言われました。娘さんは「行ってらっしゃい」と答えました。お二人は二つのことを確信しておられました。永遠のいのちの確信と再会の確信です。

末期というのは、これまで着けていた衣が剝げ落ちて、魂がむき出しになる時期です。

むき出しになった魂に、上からの平安があるかどうかがその人の人生の終わり様を決めます。この女性を看取った後、心に浮かんだ聖句を記します。

「わたしはあなたがたに平安を残します。わたしの平安を与えます。……あなたがたは心を騒がせてはなりません」（ヨハネ一四・二七）。

＊本項は、月刊「百万人の福音」の二〇一九年一月号から十二月号まで連載された「人生――人として生まれ、人として生きる」に修正・加筆したものです。

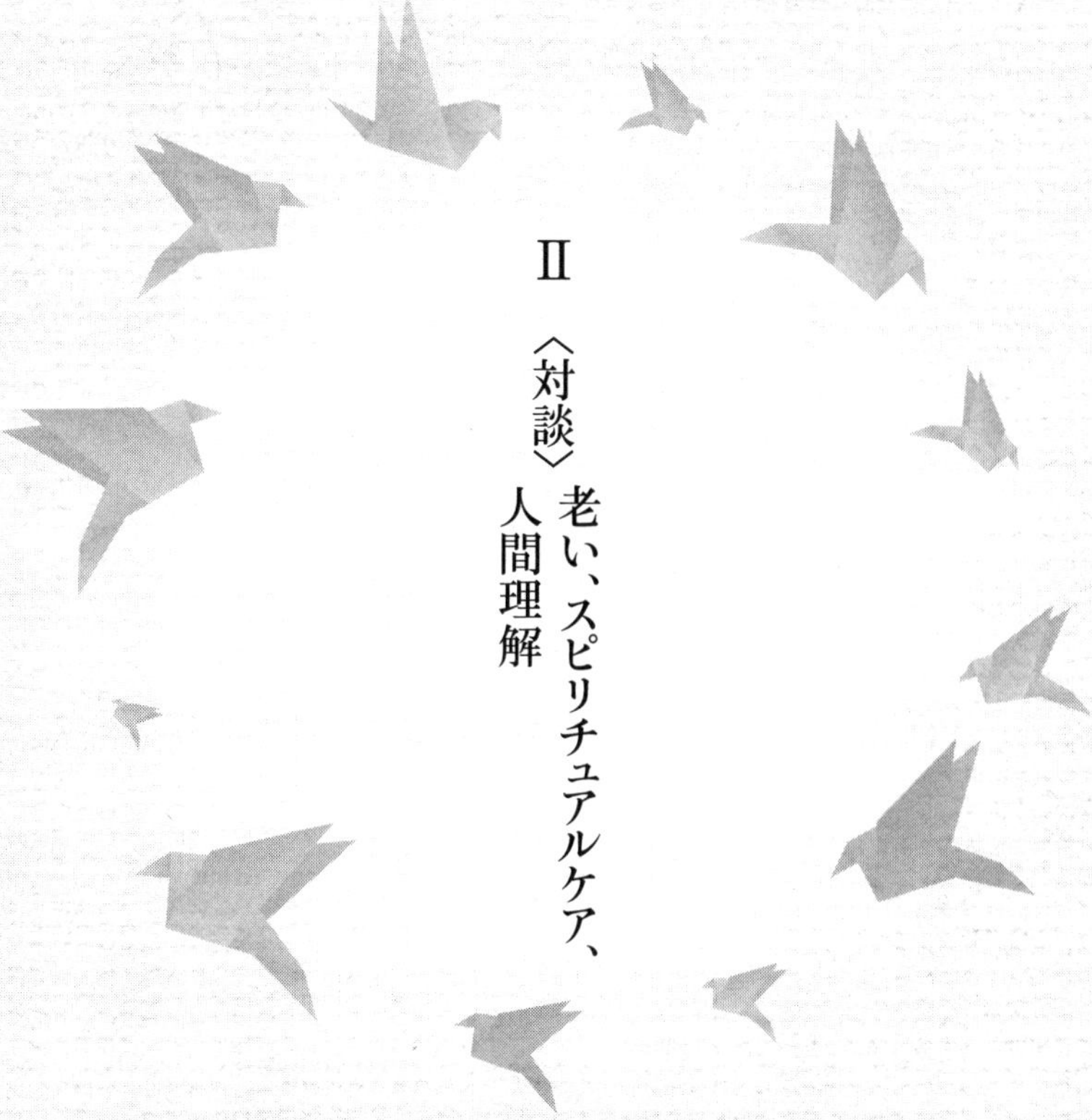

Ⅱ

〈対談〉老い、スピリチュアルケア、人間理解

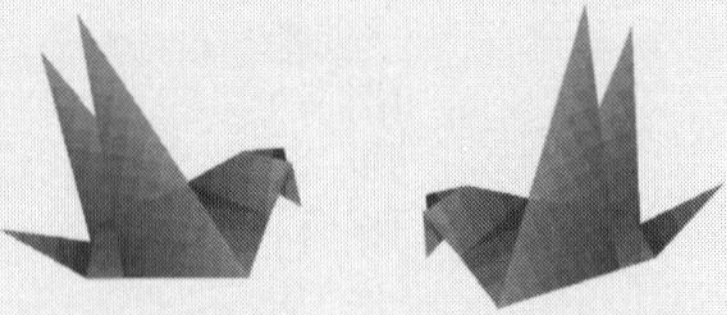

《対談者》

窪寺俊之（くぼてら・としゆき）

1939 年生まれ。埼玉大学、東京都立大学大学院に学び、米国エモリー大学神学研究科を修了（M. Div.）コロンビア神学校神学研究科修了（Th. M.）、博士（大阪大学）。米国リッチモンド記念病院チャプレン、米国イーストベイ・フリー・メソジスト教会牧師、淀川キリスト教病院チャプレン、関西学院大学神学部教授、聖学院大学大学院教授を経て、現在、聖学院大学客員教授。スピリチュアルケア学、死生学、牧会学。

日本スピリチュアルケア学会副理事長、日本臨床死生学会常任理事、日本臨床宗教師会副会長、日本ホスピス財団評議員。

著書、『スピリチュアルケア入門』、『スピリチュアルケア学序説』、『スピリチュアルケア学概説』、『死とスピリチュアルケア論考』など。

老いを意識する

柏木　今日はお忙しいところ、ありがとうございます。
窪寺　どういたしまして。先生、こちらこそありがとうございます。
柏木　二人とも一九三九年の五月生まれで、八十歳ですね。私は八十歳になってから、まだ三か月ぐらいですが、老いということが、なにかとても現実味を帯びてきたような気がします。これまであまり自分の老いを意識せずにきました。これまで診てきた患者さんの老いや死に目がいっていたように思います。ようやく自分の老い、そして自分の死を具体的に考え出したような気がするのです。六十九から七十歳になったときは、そうでもありませんでしたが、七十九から八十歳になったときは大きな変化を感じました。先生はそのあたりはいかがですか。
窪寺　はい、私もそんなことを強く感じています。一つには、体力の限界みたいなものを感じ始めているからかもしれません。記憶力や集中力もなくなってきたように思います。それから孫たちが生まれたこともあって、自分で自分のことを「おじいちゃんが……」というふうに孫たちに言ってしまいますね。

柏木　はい、そう言ってしまいますね。

窪寺　「おじいちゃんが何かしてあげようか」とか、「おじいちゃんがこうだ」とか言っているると、それが一つのアイデンティティーみたいなものになってきますね。もう一つ、私に対する社会的な期待度みたいなものが少なくなってきたように感じます。自分は社会の中でだんだんと脇のほうへ追いやられていっていると切実に思います。

柏木　そうですね。

窪寺　歳を取ってきているのだ、自分ももう最後のところを走っているのだ、という印象を持ちますね。

柏木　なるほど。

窪寺　私は六十八歳で関西学院大学を定年退職しましたが、そのあと聖学院大学へ行くことになって、現役生活が延びました。けれども今年度で、指導している論文が終わりそうなので、その時点で聖学院大学を去るということも影響していると思います。

柏木　身体的なことと社会的なことと、両方なのですね。いま先生が言われたように、老いは足からと言いまして、本当に足からくるのですね。つい二、三日前、家の階段を降りていたときに、ちょっと足を踏み外してしまいました。それで慌てて手すりをつかみました。普通に歩いていても、そういうことが起こるのです。数か月前にもそういうことがあって。あぁ足が弱ったなと思いました。先生は階段を降りるときに足がもつれるという体験をなさいませんか。

窪寺　私は、毎朝、ストレッチをするようにしています。

柏木　それで足は大丈夫なのですね。

窪寺　やっぱり弱ってきています。でも、私は柏木先生を拝見していて、いつも不死身じゃないかと思っていました。

柏木　いやいや、とんでもない。

日野原重明先生のこと――――

窪寺　家でも話すのですが、日野原重明先生の後を継ぐのは柏木先生しかいない、と。

柏木　日野原先生は人間ではありませんでしたよ。（笑）

窪寺　そうですか。

柏木　前にも少し書きましたが、本当に挑戦をされた方ですね。大きなチャレンジをして、うまく折り合いをつけられるのです。あのチャレンジ精神が九十歳を過ぎても衰えなかった。私たちはお互いに九十歳まであと十年ありますね。十年後に、日野原先生が九十歳の時に持っておられたあの挑戦力みたいなものを自分が持てるかというと、難しいだろうなと思います。

窪寺　そうですね。

柏木　やっぱりすごい。それは深い教養に裏打ちされたお元気さだったと私は思っています。私の特殊な思いかもしれませんが、そういう点で私には教養がありませんから。

窪寺　いやいや。

柏木　いやいや、本当に教養がありませんから。日野原先生が持っておられるような、あの読書力。

窪寺　そうそう。

柏木　それから、あの音楽性。

窪寺　そうですね

柏木　私など音楽は3でしたから、だめですね。

年齢とともに身体的な面で老いをもちろん感じますが、先生が先ほど言われたように、社会的な変化もありました。先生が少し個人的なことを話されましたが、私もちょうど一年前に淀川キリスト教病院の理事長を任期満了で退任しました。ちょうど一年前です。八月の末に退任して、相談役という、わけのわからない役をいま引き受けています。月に数回、病院に来ています。今日もその日ですが。でも、やはり仕事の面で完全に第一線から退いたという感覚があります。それは先生と共通していますね。

窪寺　そうですね。

柏木　寂しさというものではありませんが、それでもポジティブに行動するのが難しくなった気がします。そのへん、先生はいかがですか。

窪寺　そうですね。それで急に自分も歳を取ったという感覚はあるのでしょうね。専任教員のときは、教育と研究のほかにいくつもの委員会に属していましたので、緊張感を持っていました。日野原先生があのようにいつまでもお元気だったのは、一つの使命感があったからではないかと思います。病院に対する使命感が日野原先生を元気にしたのだと思います。

柏木　そうですね。

窪寺　あるとき日野原先生に、「先生にとって何が大切ですか」と聞いたことがありました。すると先生がおっしゃったのは、「忍耐です」。私はその話を聞いたときに非常に驚きました。日野原先生は病院でも学会でも自由にご自分の意見を述べて、周囲の人たちはみなそれに従っているのではないかと思っていたからです。それで「忍耐です」とおっしゃったときに、本当にびっくりしたわけです。

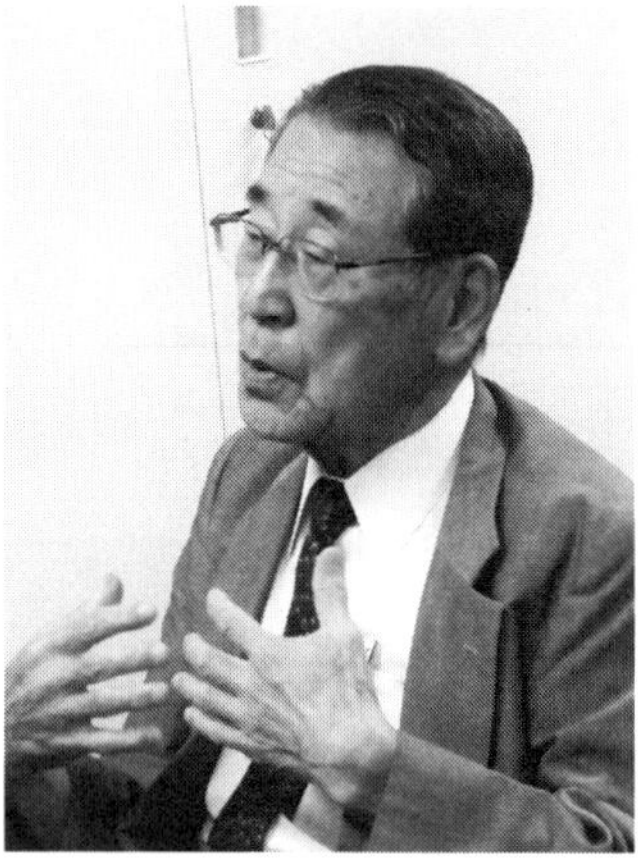

柏木　ちょっと意外なお答えですね。

窪寺　意外な言葉です。それで、あるとき聖路加国際大学で日野原先生と一緒に働かれた先生とお話をしましたが、その先生がおっしゃったのは、「日野原先生の意見は聖路加国際大学ではいつも通っていたわけではありませんでした。日野原先生のやりたいことがあって、それを教授会で話しても、一遍では通りませんでした。日野原先生は、反対意見に耳を傾けて、一旦、それを引き下げて、また次に別の形で出して、徐々にご自分の意見を通していく。そのように忍耐しておられました」と。あぁそういうことなのかと、そのとき私は納得しました。日野原先生には使命感があって、それに向かって忍耐し努力されたので、あのように若さを保っておられたのではないかと思います。それから、日野原先生は九十歳くらいまで、本をどんどん出しておられましたね。

柏木　そうですね。日野原先生と私とでは教養の深さが違うと言いましたが、それから興味の範囲の広さが違いますね。ずいぶんお歳になってから、「新老人の会」を立ち上げられました。これも現在、全国的な組織になっています。それから、「いのちの授業」ということで、小学生にいのちの大切さを教えておられました。また、私も少しお手伝いをしましたが、「メメント・モリ（死を忘れるな）」というテーマで全国を講演して歩かれました。独立型のホスピスをつくったり、『葉っぱのフレディ』を読んで、子どもたちといっしょに踊ったり、それはもう興味の範囲が半端ではありませんでした。こういうことをやったらおもしろいな、こういうのをやりたいと思うと、それを実現されるのです。あの実行力はすごいものです。

窪寺　あの興味の広さ、読書力はすごいですね。

柏木　『私の読んだ一〇〇冊の本』（明文書房）という本をお出しになりましたが、その一〇〇冊の一つ一つに注釈や感想を書いておられます。すごいと思いました。

老いの型

柏木　少し話が変わりますが、スザンヌ・ライチャードという有名な社会学者が「老いの型」ということについて書いている文章があって、とても大切なことが載っています。どんな老い方をするかにはかなり個人差があって、日野原先生のような老い方を「円熟型」と彼女は言っています。成熟した老い、社会に貢献する老いを「円熟型」と言っています。また、「悠々自適型」あるいは「安楽椅子型」というものがあります。社会的なことにはあまり関心を持たず、安楽椅子に座って好きな本を読んだり、新聞を見たり、テレビを観たり、悠々自適に生活します。別に世間を嫌っているというわけではなく、まさに「悠々自適型」なのです。このほかに、「逃避型」「外罰型」「内罰型」というものがあります。「逃避型」とは、それまでのような社会的なつながりから解放されて、たとえば山小屋で野菜などを作りながら余生を送るという老い方です。「外罰型」は、自分の老後はあまり良くない、これは世間が悪いのだと、とにかく外部を批判しながら老いていく型です。そして「内罰型」は、自分が悪い、自分が無力だからだとしながら老いていく型です。ライチャードはこの五つの型に分類しているのですね。私が感心したのは、これが良いとか悪いとか言うために分類したのではなく、各人はそういう老い方をするような人生を送ってきたわけで、それはそれで良いと彼女が言っていることです。この型が良い、この型が悪いと決めるものではなくて、一人ひとりの持ち味に沿った老い方ができれば、それはその人の幸せだろうと書いているのです。そこがすばらしいと思いました。

窪寺　先生は、その五つの型のどれであるとご自分を見ておられますか。

柏木　私はどれにも当てはまらなくて、自分ではちょっといい格好ですが、「感謝型」になりたいなと思っています。

窪寺　そうですね、いいですねえ。

柏木　とにかく感謝して、老後を過ごして、死んでいきたい。だから「感謝型」が良いと思っているのです。先生はいかがですか？

窪寺　私もそうあれたらいいなと思います。

出会いを通して――

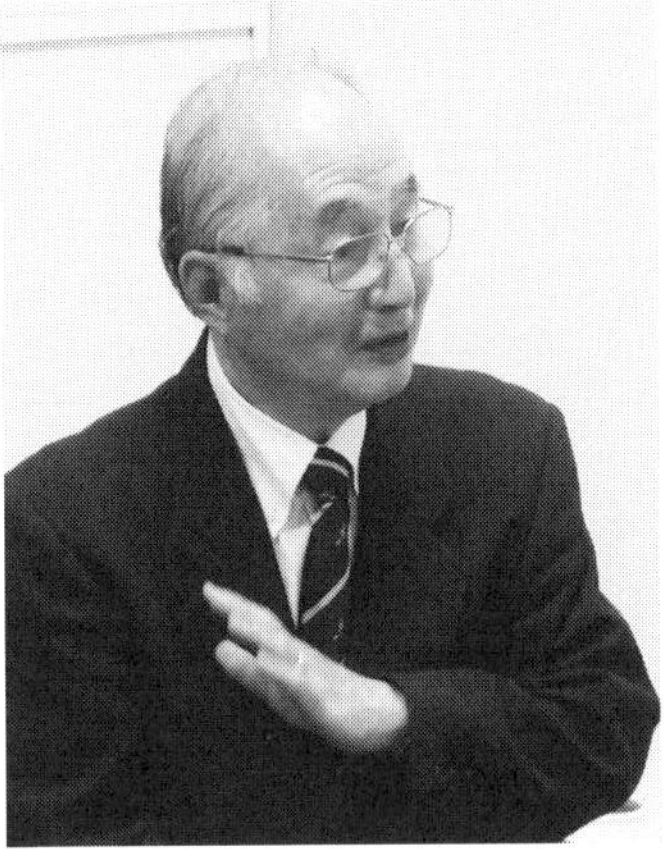

窪寺　ところで、そのことは信仰と関わりがあるのでしょうか。先生の本を拝見しながら、先生の通っておられる石橋キリスト教会で説かれている信仰がそういうものであると、いつも思っていました。先生を導かれた有田優牧師の生き方がそうだったのではないかな、と。それで、柏木先生を支えている信仰はどういうものなのだろうかということを教えていただきたいと思っています。

柏木　私は二十五歳の時に、洗礼を受けてクリスチャンになりました。信仰を持った大きなきっかけは、大学に入っても、本当の喜び、心が満たされることがなかったということですね。神さまにしか埋められない穴や空間があるとよく言いますが、まさにそのとおりだったと思います。

クリスチャンの友人がいて、キリスト教会へ行かないかとずいぶん誘ってくれて、彼に対する義理みたいなところもあったのでしょう、大学二年生のクリスマスの時に、大学の帰りに電柱にクリスマス特別集会のポスターが貼ってあるのが目に入り、ふと行ってみたのです。そしたら宣教師の先生がたどたどしい日本語で一生懸命にイエス・キリストの誕生の話をしておられた。遠いアメリカから日本に来て、こんなに一生懸命に話をしておられる。その後ろに何があるのだろうと思い始めたのです。それからもう一人、八十歳ちょっと前くらいの年配の女性が来て、「あぁ、よくいらっしゃいました」と、本当にこの世のものとも思えない笑顔で接してくださいました。その笑顔がものすごく印象的で、今まで見たことのないものでした。キリスト教には、人をこんなに一生懸命にさせたり、こんなに良い笑顔をつくったりする力があるのか。ちょっと探ってやろうという感じで教会生活を始めました。聖書はかなり規則的に読んでいましたが、頑固者で五年間かかって、神さまにやっと降参しました。

それ以降、なにか神さまに流されてきたという感じがします。自分の決断というより、神さまが前に立って、いろいろな流れを作ってくださり、私はその流れに乗ったという感じです。ときには流れが二つあって、どちらにするかについて神さまが私に選ぶ自主性を与えてくださいました。流れを二つ作ってあげたから、自分で決めなさい、それでいいんだよ、と言ってくださいました。実際、右へ行ったり左へ行ったりしましたが。

先ほど感謝のことを話しましたが、聖書の中にはたくさん心を打つ言葉がありますね。感謝という言葉が散りばめられています。「いつも喜んでいなさい。絶えず祈りなさい。すべてのことにおいて感謝しなさい」とテサロニケ人への手紙第一の五章にあります（一六〜一八節）。この三つのうちで一番実現しやすいのは「絶えず祈りなさい」で、なんかやればできそうな感じがします。「いつも喜んでいなさい」はとても無理なことだし、「すべてのことにおいて感謝しなさい」もとても難しい。それでも、「いつも喜んでいる」ことよりも、「すべてのことにおいて感謝する」ほうが、まだちょっといけるかなという感じがします。それで、よし、もう感謝でいこう、と。そんな感じです。

窪寺　私についてもそのあたりのことは、いま先生が言われたことと共通するかもしれません。けれども私の周りには、不条理としか思えない苦しみを負っている人がたくさんおられます。人生には理解できないことがたくさんあります。しかし、「あぁ、神さま、あなたのみこころはそこにあったのですね」と言って人生を終えられたらいいと思っています。神さまの愛の中で生き、神さまの恵みの中で自分の人生を終えたいと祈っています。

柏木　なるほど。

窪寺　世の中にはあまりにも多くの矛盾があって、私たちの力では答えを出せないことが少なくないからです。

柏木　たくさんありますね。

窪寺　それで最後は神さまを賛美し、神さまに感謝して、「自分の人生はよかった」と言って終えたいと思っています。

柏木　なるほど。先生のそういうお気持ちがスピリチュアルケアという分野に関心を持たれたことと関連しているのですか。

窪寺　はい。そう思います。

柏木　どういうふうな関連でしょうか。

窪寺　私は十九歳の時に、ホーリネス教会という非常に伝道的な教会で信仰を持ちました。そして十年ぐらいして献身をします。当時、私は大学院の学生でした。臨床心理学を学び、将来、カウンセラーになり、人の役に立ちたいと夢を描いていました。

当時、大学院生をしながら東京都立の児童相談所でアルバイトをしていました。私は心理テストのテスターをしていましたが、あるとき、お母さんとお子さんといっしょにやっ

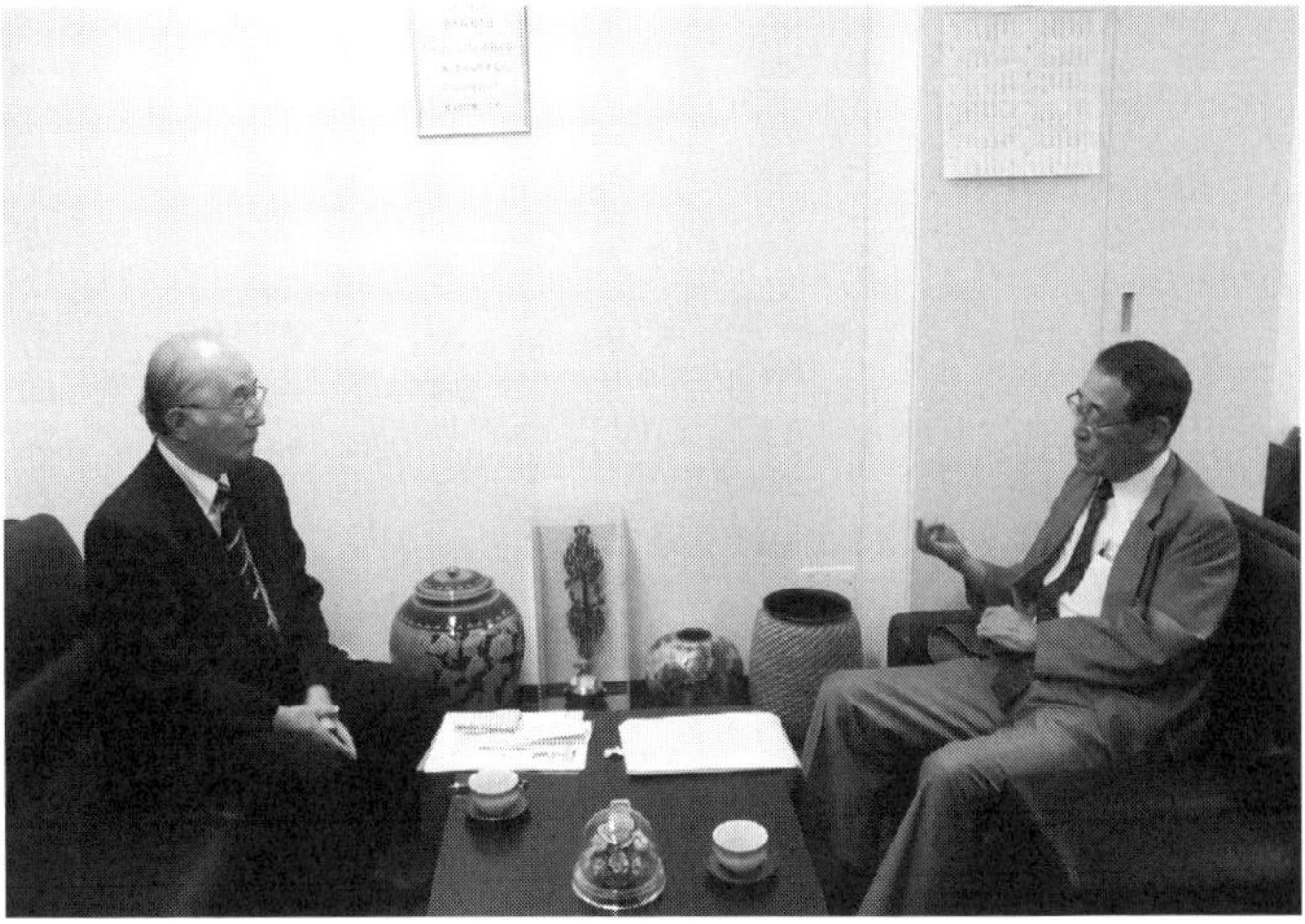

て来て、私の前に座りました。そのお子さんが座った途端に、すぐバーッと立ち上がって部屋から出て行ってしまいました。お母さんは私に申し訳ないと思ったのでしょう、すぐに追いかけて行って、子どもをつかまえて来て、また座りました。ところが、お母さんがしゃべろうとすると、またお子さんはサッと逃げて行ってしまいました。お母さんはもう追いかけて行きませんでした。部屋に残ったのはお母さんと私で、お母さんが「先生、どうして私たちがこういう子どもを持たなきゃならなかったんでしょうね」と言いました。そのお子さんはてんかんを持っていて、自分の決めたことに固執し、なかなか柔軟に考えることができませんでした。お母さんに、「どうしてそう思われるんですか」と尋ねると、「この子がいるから、私たちは普

通の生活ができないんです」と言われたのです。「どういうことですか」と言うと、「買い物に一緒に行くのが大変だったり、親戚の家に行っても、お泊まりができないのです」と。

そのお母さんが「どうして私たちがこういう子どもを持たなきゃならなかったんでしょうね」と言われたことが、私の心に引っかかりました。ちょうどそのころ、心理学者カール・ロジャースを勉強していました。ロジャースのカウンセリングではこうするのだ、というテクニカルなことを学んでいました。けれども、そのときのお母さんの質問は「なぜ自分たちがこういう子を持たなければならないのか」ということで、テクニカルなことではないと思いました。そのことが私の心に引っかかって、神さまがおられるのだったら、なぜこのお母さんはこうした苦しみを背負わなければいけないのか、と思いました。そのことが私にとっては非常に大きな問題でした。

それでこの「なぜ」という問題が解けないと、前へ進めないような気がしました。なぜこのお母さんはそのような人生を生きなければいけないのか、この子はどうやって生きていくのかという基本的な問いの答えが私には見えませんでした。悩んで悩んでたどり着いたのは、答えを知っている人のところへ行って、頭を下げて教えを請うしかないということでした。それは出家をする気分でした。二十九歳の時でしたが、悲壮感をもって神学校へ行きました。一九六八年でしたが、アメリカのジョージア州のアトランタ市にある神学校へ行く道が開かれました。

一九六八年はちょうどマーティン・ルーサー・キング・ジュニアが射殺されたときで、南部はいまだ非常に差別の激しいところでした。そこにいる黒人の人たちの苦しみを目にしました。私は授業料免除の奨学金はもらいましたが、生活費は自分で何とかしなければならなかったので、テレビの修理のアルバイトをしました。

柏木　先生、テレビの修理ができるのですか!?

窪寺　はい、できたのです。日本にいるとき、工業高等学校を終えてテレビの修理屋さんになったのです。アメリカに行ったとき、テレビの修理をして生活費を稼ぎました。同じ職場には黒人のテクニシャンがいて、私に良くしてくれました。とても高い技術を持っている人でしたが、日本から来た貧しい私を自分の家に招いてご馳走してくれました。南部では人種差別の残っていた時代（一九六〇年代）でしたが、神さまに忠実に生きようとする人がいて、そこに私は人間としての真実や優しさを感じました。アトランタの町には南部が持つ貧しさや不平等なことがいっぱいあって、困難と混沌とした状態がありましたが、その中でも神さまに忠実に生きようと頑張っている人たちがいました。信仰から来る真実や優しさが私の心を強く揺り動かしました。私は、ここで信仰のもつ力と奥行きの深さを感じました。

そのころ、マーティン・ルーサー・キング・ジュニアの教会にしばしば行くチャンスがありました。日本から牧師先生が来られると、キング牧師の教会であるエバニザー・バプテスト教会に行きたいとおっしゃいます。ご案内させていただきましたが、そこへ行くと、その賛美のすごさに驚かれます。神さまをあがめている人たちの姿が、白人の教会とは全く違うのです、次元が違うという感じです。当時、人種差別やベトナム戦争など大きな問題がありました。教会が個人の救いだけでなく、社会とどう関わるのかも問われていました。視野の狭い私の信仰を、社会への責任や人類の歴史の中で教会の役割を考えることへと導いてくれたのです。私の信仰の原点を問われる経験でした。

柏木　なるほど。一人の人との出会いや一つのエピソードで、人生が大きな影響を受けるということがありますね。

窪寺　ありますね。

柏木　私は医学部へ入りましたが、二年間の教養課程を終え、だんだんと本格的な医学の勉強が進んで、いよいよ実習となりました。整形外科に配属されて二週間ほどして患者さんと接することになりました。四十七歳の主婦の方が股関節に人工骨頭を付けなければならない状況で入院してこられました。三人の息子さんがいましたが、離婚をしていて経済的にかなり厳しく、入院したときに、入院中、子どもさんたちをどうしようかということでした。とにかく社会的な問題をたくさん抱えておられました。それでいろいろな話をしましたが、それでも何もできず、「そうですか。大変ですね」と、ただ聞いていただけでした。手術の日、股関節の手術では当時日本で指折りの教授が執刀するということで、助手たちが準備をしました。患部が消毒された状態で、教授が手術室に入って来て、壁に掛けられているレントゲン写真を見て、執刀していく。私もそうした様子を初めて見ましたが、メスさばきの素晴らしさには驚嘆しました。縫合など助手にすべて任せて、教授は大切なところだけをやって、さっと去って行きました。実に格好いいのですね。テレビを観ているような感じでした。

けれども、その日、家に帰ってから、私はああいう医者にはなれないし、なりたくないと思いました。患部に目を留め、そこをちゃんと治療するのは確かに大切な仕事です。しかし、この患者さんがどんなつらさを抱えているか、どんな苦労をして生活しているか、入院を決めることだけでも非常に悩んで、そこにいるということをいっさい知らなくてよいのだろうか。すべてを知らなくてもできる仕事をきちっとやって、日本で指折りの存在になるというのは、確かにすごいと思います。でも、自分にはちょっと無理だと感じたのです。そして、人間を丸ごと見たいという気持ちが強くなりました。それが精神科に進む一つの大きなきっかけになりました。

少し話が横道にそれますが、人間全体を見ようとする精神科は、文科系に限りなく近いように思います。医学部は一応、理科系です。しかし、理科系の中で文科系に最も近いのが精神科なのです。境界線みたいなところに興味があって、精神科に入って精神身体医学を学び始めて、体と心の境目のようなところをずっと歩いて来たわけです。

私がお会いした四十七歳のお母さんは、身体的な病と同時に、貧困や離婚など社会的な痛みをもって入院してこられました。不安になったりイライラしたり、少し鬱状態もあったりしましたが、体の問題と心の問題と社会的な問題を抱えておられたわけです。そのとき私の考えの中にはまだスピリチュアルな次元のことがありませんでした。体と心と社会という三つの概念は自然に身についてきましたが。スピリチュアルなことに目を向けるようになったのは、ホスピスに関心を持ってからです。先生の原点がスピリチュアルな面にあったということですが、私の原点は、医学、精神医学、心、社会にあって、そこから広がったわけです。先生とは、そういう違いがあるように思います。

窪寺　そうですね。先生にとっては教会生活がとても大きなことなのですか?

柏木　そうです。二十五歳の時に洗礼を受けてから、礼拝に出席するのはごくごく当たり前のことになり、行かないと、なんとなく気持ちが悪いのですね。今でも年に数回、自分の立ち上げた学会出席のために、どうしても行けない時もありますが、教会へ行くのが日常のことで、何の抵抗もないのはとてもありがたいことです。

窪寺　私は有田優先生とはその晩年に少し関わらせていただきました。有田先生は人格者で、とても魅力があり、非常に福音的な信仰を持っておられました。そして、キリスト教信仰で他の人をさばくようなことを決してなさらなかったように思います。幅の広さを持っておられました。石橋キリスト教会にたくさんの人を引きつけたのは、そのあたりにも要因があるように感じますが。

柏木　有田先生はとにかく親切なのです。「親切」がキーワードですね。人の悩みや苦しみをなんとかしてあげたいという気持ちに満ちておられました。多くの時間を割いて、その人のために祈り、具体的な行動もとられる。心から心配してくださる。そういう意味で牧会者ですね。有田先生の姿に、背後におられる神さまを見せていただきました。神さまを信じなかったら、こんなことは絶対に不可能であるという親切心を持っておられました。それはとにかく大きいことでした。

窪寺　難しい話はあまりなさらなかったのですか。

柏木　なさいませんでした。そうかといって福音を押しつけることもなさらない。相談に行ったときなどには、本当に真摯に対応してくださいました。多くの信徒の方々がその経験を持っていました。信者のためにたくさんの時間を取ってくださった先生です。

窪寺　いろいろなタイプの牧師がいます。説教に力を注いでおられる牧師。けれども、牧会はあまりなさらない。そういう方の中には、「いや、私は説教で牧会しています。だから私の説教は牧会的説教なのです」と言われます。でも有田先生はそういうタイプの牧師ではなかったのですね。

柏木　もちろん良いメッセージもなさいました。でも、どちらかに分類するとすれば、説教者というよりは牧会者だったのではないかと思います。おそらく私自身に欠けているところを持っておられたので、余計に先生に魅力を感じたのだと思います。

窪寺　それで、若い人たちもたくさん寄って来たわけですね。

柏木　そうですね。知的な集団みたいなところもありましたね。

窪寺　それは有田先生のインテリジェンスによるのでしょうか？　それとも、先生の親切心でしょうか？

柏木　どうなのでしょうか。でも、教会全体が温かいのです。親切な教会、温かい教会、それは有田先生に培われた雰囲気ではないかと思います。

窪寺　有田先生に指導していただいたものが、柏木先生の診療に反映しているのでしょうか？

柏木　そうですね。私は四十五歳までは、全く純粋に精神科の医者として働き、その後、ホスピスにシフトしました。臨床の中で真摯な対応をするということについては、有田先生から学びました。先生ご自身の態度からそれを学んだということです。

少し話が横道に逸れますが、人間は老いていくと、いろいろな体の機能が衰えます。けれども、身体的にはすべての感覚の中で聴覚が最後まで残ることが、様々な医学的な実験で証明されています。嗅覚などはすぐにやられてしまいますね。味覚もやられますし、目も最終的には見えなくなります。けれども、死の直前まで耳は聴こえるのです。それでは、精神機能の中で何が最後まで残るのかというと、これは柏木説で証明のしようがないのですが、自分が人にどのように見られているかを感じる能力だと思っています。子どもでも、この大人は自分のことをどう見ているかということを敏感に感じ取ります。精神科医としてわかりますが、急性の精神病で混乱状態の人と関わる術《すべ》が全くないかというと、そうではありません。近づいて、手の触れ方、のぞき込み方、ちょっとした言葉かけで落ち着くのです。「あ、この人は本当に真摯に対応してくれている」と感じる能力があるのです。認知症の方も同様です。もう本当にわけがわからない状態になっている人でも、「あ、この人はちゃんと私のことを思ってくれている」ということがわかるのです。その能力は末期の患者さんでも残ります。ですから、自分がどう見られているかということを感じる能力が最後まで残る、と私は思っています。ですから、どんな状態の人にでも、真摯な態度で接することが大切だと思うのです。

スピリチュアリティと「いのちの息」

窪寺　先生のお話を聞いていて、私はスピリチュアリティのことを考えていました。先生の言われたこと、他の人からどう思われているかということがわかる能力を、人間は生得的に持っているのではないかと私も思います。もちろん学習する部分もあるでしょうが、人間には生まれつき、自分が人からどう見られているかを察知する能力を与えられている、と思います。

柏木　本能的というか、生得的というか、ですね。

窪寺　それは人間が生きるために不可欠な能力ではないかと思います。私はスピリチュアリティとはそういうものではないかと思っています。

柏木　なるほど。

窪寺　自分が他人からどう思われているかを知ることは、人間が共同生活・社会生活をするためにどうしても不可欠です。それとともに、人間の中には神を思う能力が最初から植えつけられているのではないか、と考えています。私たちは「神」と言いますが、ある人は別の呼び方をするかもしれません。自分を超えた存在を人は信じています。目には見えないけれども、自分の人生に介入し導いているものがあると感じています。このような神秘的大きな存在があると信じる能力が人間のスピリチュアリティ（霊性）の機能だと思います。絵本『葉っぱのフレディ』の内容は、スピリチュアリティの話だと思います。葉っぱのフレディが最後に「死ぬのが怖い」と言いますが、友人のダニエルは「葉っぱが落ちても大丈夫」と答えます。死んだら終わりではなく、目に見えない神さまがフレディを支えてくださると信じるからです。スピリチュアリティの機能が神さまの働きを信じさせてくれます。これは輪廻の世界に戻っていくような話のように思います。でも、こうした神秘的存在を信じることで、人間はつらいときにも、危機的状況のときにも、生き続けることができるのではないでしょうか。宗教も、自然も、音楽も、お祭りなども、人間の次元を超えた超越的次元の存在を私たちに示していて、それをスピリチュアルな次元と呼べるように思います。

柏木　私がいろいろな方にお尋ねしても、まだしっくりしない問いがあるのです。それは旧約聖書の創世記二章七節に、「神である主は……いのちの息を吹き込まれた。それで人は生きるものとなった」とありますが、この「いのちの息」とは、いったい何なのかということです。一つの言葉がわからないときには、別の言葉に置き換えてみたら本質がわかると言われますが、ある先生は、それは「霊」という言葉に置き換えられると言われました。別の先生は、「魂」と置き換えられると言われます。またある先生は「霊魂」と置き換えられると言われました。この「いのちの息」をスピリチュアリティと考えてよいのではないかと私は思いますが、いかがでしょうか。

窪寺　はい、私もそう思っています。

柏木　先生は、「いのちの息」を日常生活の中で使う言葉で、どう言い表されますか。普通、「いのちの息」などという言葉をだれも使いません。スピリチュアリティという言葉も一般の人たちはほとんど使いません。一般的に使われる言葉で、聖書に書かれている「いのちの息」に最も近いものは何でしょうか。

窪寺　私にはその答えがないのですが、少し考えているのは、「魂」や「心」や「精神」は、霊の入れものなのではないかということです。神が霊を吹き込んだ、その入れものが人間の心や魂や精神なのではないか、と。

柏木　なるほど。

窪寺　そういう名前で入れもののことを言っている。

柏木　入れもの。

窪寺　では、「息の本質」は何かということですね。私は、人間を生かす「機能」だと考えています。そして、「息」は目には見えないけれども、確かに存在している。「私はいる、という者」のようなものではないかと思っています。

柏木　私はいる、という者……。

窪寺　息も「神」のように言葉では説明できない。旧約聖書の中で神は「私はいる、という者である」と記されていますが（出エジプト三・一四参照、聖書協会共同訳）、それは目に見えるもののようには説明できないけれども、神さまはそこに「いる」と信じるしかない存在なのだと思います。

柏木　「いのちの息」とは、そこにいるもので、それを説明できない。それを「霊」と簡単に言うと、ちょっと実態から離れてしまうわけですね。

窪寺　そうですね。では、「霊」とは何かと聞かれても、説明できない。そういう説明できないものではないかと。

柏木　「いのちの息」もそういうものですか。

窪寺　はい、それが一つです。ただ、その息が人間を生かすと考えます。その息がないと人間は生きられないというのが、息の本質なのかもしれません。では、その「スピリチュアリティの構造」はどうなっているのかというと、私の理解では、超越性と究極性が特徴ではないかと思うのです。

柏木　超越性と究極性ですか。

窪寺　人間の能力を超える超越的なものであり、また、人間の内にある神秘的領域です。この二つの要素がスピリチュアリティの基本になっていると考えています。超越的なもの（transcend＝トランセンド）と究極的なもの（ultimate＝オルティメイト）の二つの要素です。超越的なものとは、神仏がそれにあたりますが、究極的なものとは、人間の中にある内的な自己、本当の自分、未知の自分です。この二つのものは、無限に広がり、神秘なものなので、スピリチュアリティの構成要素ではないかと思っています。キリスト教は超越的なものを「神」と呼びますが、仏教では究極的なものを「仏」と呼んでいるように思います。神や仏に触れるには、「悟り」「気づき」が求められます。神秘の世界、超越的・究極的世界に気づくのはスピリチュアリティの機能だと考えています。プロテスタントの信仰は、気づきの次元を理性的に言語化しようと説明しようとしてきました。ところがカトリック教会は、スピリチュアリティの経験的側面を大切にしてきたように思います。カトリックでは修道生活を大切にして、経験的悟りが重んじられています。あるいは神秘的な世界を探求しようとしてきました。私は、スピリチュアリティという機能を通して超越的次元、究極的次元を体験するのだと理解しています。そしてそのような次元をすべての人は求めてきていると思います。こういう次元に触れることで、人は、自分の生命の本当の意味や目的がわかるのでしょう。自分の生命の使命に気づくのも、スピリチュアルな体験においてだと思います。この世の出世や成功だけを求める人生は、どこかに虚しさがつきまといます。スピリチュアルな体験の深い人は、この世の次元を超えた価値観や世界観で生きていて、非常に人格的豊かさと深さを持っている感じがしています。

私は、「いのちの息」は「いのちの息」のままで良いのではないか、言い換える必要はないのではないかと思います。旧約聖書の中で、神さまが「あなたはどなたですか」と聞かれたときに、「私はいる、という者である」と言われたように、あまり説明ができないものであり、言い換えられないものと思うのです。

柏木　ほー、それはすごいことですね。

窪寺　先生はどうお考えですか？

柏木　私は、一般の人たちに理解してもらうためには、「私はいる、という者である」と言っても難しいのではないかと感じます。スピリチュアリティと言っても、なかなか伝わらないのではないか。できるだけ一般に使われている言葉で、それに近いものはないだろうかと考えています。「たましいのケア」とか、「たましいの痛み」とか、「たましい」という言葉が一番ふさわしいのではないかと思うのですが、どうでしょうか。「一寸の虫にも五分のたましい」と言いますよね。そうすると、虫にある「たましい」も、たましいの痛みの「たましい」と同じなのかと言われると、ちょっとわけがわからなくなってしまいますね。

窪寺　そうですね。私の理解で言えば、「たましい」は入れものなのです。

柏木　なるほど、「たましい入れもの説」は非常におもしろいですね。

窪寺　そうですか。

柏木　たましいという入れものに、いのちの息が入っているというわけですね。

窪寺　けれども、それは説明できないものなのです。私の理解で言うと、「向こうから与えられるもの」です。

柏木　動物にもその入れものがあるのでしょうか？

窪寺　おそらくないと思います。

柏木　私もそう思います。「一寸の虫にも五分のたましい」と言われても、やはり虫にはたましいはありませんね。私は、他の動物になくて、人間にはあるものの典型が宗教だと思います。

窪寺　そうですね、私もそう思います。

柏木　やはり入れものにいのちの息を吹き込まれた者でなければ、宗教は成立しませんね。

窪寺　そう思います。その点で言うと、宗教性とスピリチュアリティは非常に近い言葉なのではないでしょうか。その宗教性は、生得的に神が人間に与えてくださったものだと思います。いのちの息が最初から人間に吹き込まれた、と。

柏木　動物には吹き込まれなかったけれども、人間には吹き込まれた。だから人間は祈ることができるのですね。

窪寺　だから、たましいが渇きを持つのだと思います。

柏木　人間にしかない現象は宗教と自殺だと私は考えています。動物は自殺しませんね。自殺をするというのは、どこかで入れものが壊れてしまったのか、中身がなくなってしまったのかしたからでしょう。やはりスピリチュアリティと非常に関係していますね。

窪寺　すべての人は、たとえ特定の宗教を持っていなくても、もともとスピリチュアルな存在として造られているのですね。リストカットをする若者、不登校の子どもたち、その子たちもスピリチュアルな課題を抱えていると思います。いのちという課題を抱えているように感じます。

柏木　それと少し関係して、ちょっと無茶苦茶な柏木説をお話しします。ポルトマンが「人間一年早産説」を唱えました。哺乳動物は普通生まれてすぐに立ち上がって歩きます。人間だけが一年間その仕事をさぼります。なぜか。動物は神さまから本能を与えられているからです。立ち上がってすぐに逃げる準備をしないと、そうした本能がなかったら、生きていけないからです。人間は一年間さぼるために、親がいて、お世話をしてもらって、一年後にやっと自立することができるようになります。この一年間は何のためにあるのかというと、今の入れものという視点に立つと、たましいという入れものがしっかり成長するためではないか。これは柏木説で全く証明のしようもないものです。

窪寺　私もそう思いますね。

柏木　あぁ、よかった。

窪寺　私は、先生がお話ししてくださることでずいぶん励まされます。先生がご著書の中で、臨床の場で気づいたことを書いてくださっていることに勇気づけられています。

柏木　スピリチュアリティは学問的に証明できないものです。けれども、人間が醸し出す様々な現象を見ていると、それがスピリチュアリティの問題だと言わざるを得ないものがありますね。

窪寺　はい、そうです。

柏木　そういうことに気づいた人が、「こうではないでしょうか」と提言していくことも、とても大切ですね。

窪寺　はい、そうです。

柏木　いや、私は、たましいが入れものであるという考えは、この対談で最大の収穫であると思います。

日本人の精神の底辺にあるスピリチュアリティ――

窪寺　私は今、『竹取物語』に関心を持っています。非常にスピリチュアルな内容だと思うからです。『竹取物語』は三つの部分から成っています。かぐや姫が竹から生まれるという最初の部分、貴公子や帝《みかど》の結婚申し込みを断る真ん中の部分、そしてかぐや姫が翁夫婦を残して月の世界へ帰って行く最後の部分です。真ん中の部分は漢語の素養の高さを示す語句、文体、表現法が使われていて、当時のいわゆる教養人たちが関わっていると言われています。

最初の部分は説話（民話）が原資料になっているようです。同じような説話が日本の各地にあります。最後の部分もこれと同様の説話（民話）ですが、竹取の翁夫婦とかぐや姫が別れる場面が描かれています。翁が一生懸命かぐや姫を説得して残そうとしますが、彼女は「私は向こうに帰らなければなりません」と言うのです。八月の十五日になると、老婆が彼女を籠の中に入れ、帝に兵隊を二千人集めてもらって守らせようとしますが、結局は向こうへ帰って行きます。これは「別れ」の話です。かぐや姫は、「避けることができず、どうしても行かなくてはなりません」と言います。私たちの人生の中には、たくさんの「別れ」がありますが、どうしても避けることができないのは「死」でしょう。かぐや姫が「どうしても行かなくてはなりません」と言っているのは、隠喩でそういう表現をしているだけで、実際は「死」のことを語っているのではないかというのが私の考えです。

柏木　なるほど。

窪寺　かぐや姫はまた、「人々が迎えに参上するでありましょう」と言います。偉い人を迎えに来るという言葉を使っています。自分が向こうへ丁寧に迎えられて、帰って行くという感じですね。これは、非常にスピリチュアルだと私は思っています。私たち現代人は、死が接近すると、どこへ行くのだろうと不安になります。そこに宗教も関わってきます。ところが、この説話の世界では、向こうから迎えに来るという考えがあるのです。向こうがすでにあって、確かな世界が存在し、そこから迎えに来るということです。現代人は、向こうがあるかどうかで非常に不安になっています。それで宗教があるのでしょう。「極楽浄土」があると仏教は言います。

柏木　それは「お迎えが来る」というのと同じですね。

窪寺　そうですね。でもちょっと違うのは、あの説話の原型が仏教の入ってくる前からあるということです。仏教が入って来て、極楽浄土の道を示しました。キリスト教も天国があると言います。ただそれには条件があります。キリスト教では、悔い改めることが条件です。天国に行くためには、悔い改めが必要です。ところがこの説話には、すべての人に迎えが来て、向こうの本当の世界に帰れるという死後観のようなものがあるのです。それが平安時代前からずっと日本人の中に伝わっていたわけです。私はここにスピリチュアリティを感じます。宗教には、天国や極楽浄土に入る条件がありますが、ある意味では非常に過酷なことを要求しているのではないかと思うことがあります。一方、向こうからすべての人に迎えが来て、丁寧に連れて行かれるという民話（説話）の思想は、確かに優しい気がします。日本人の心にはそういう考え方がぴったりするのかもしれません。

柏木　説話の世界は条件を設けないのですね。

窪寺　設けないわけです。そんな優しい死生観を持っていたのですね。このことはキリスト教会が日本で宣教をするうえで考えておく必要があることではないかと思います。

スピリチュアルケアについて

柏木　少し難しい話が続きましたので、次にスピリチュアルケアについて話を進めたいと思いますが、先生、いかがでしょうか。

窪寺　「ケア」の基本は、「傾聴する」ことだと思います。何を聴くか。それは、その人の物語です。その人の物語を聴いて、その物語に意味を見いだすのを手助けすることがスピリチュアルケアであると考えています。

患者さんは寝ているだけで、何もできない。それで「早く向こうへ行きたい」とおっしゃいます。世話になるだけの人生はつらいと思います。けれども、ケアをしてくれる人、チャプレンや看護師さんやお医者さんが来て、「あなた、どうですか？」、「どんな人生でしたか」、「どんなことが良かったですか」などと、その人の物語を少しでも引き出して、「あぁ、そうですか。そういう人生でしたね」と話しかける。そのようにして、その人の物語に意味づけをするのが、ケアする人の働きだと思います。「あぁ、木村さん。今日、木村さんからお話を聞かせていただいて、私は本当に感動しました」とか、「あぁ、木村さんは一生懸命生きてこられた、そのことがわかりました」とか、「木村さんのそういう考え方がそこにあったのですね」とかと、こちらが感動したことを伝えることが、語られたことの意味づけとなります。この意味づけは、対話の相手がいるからこそできることです。

それから、「先生はどうしてクリスチャンになったのですか」と、よく聞かれます。私

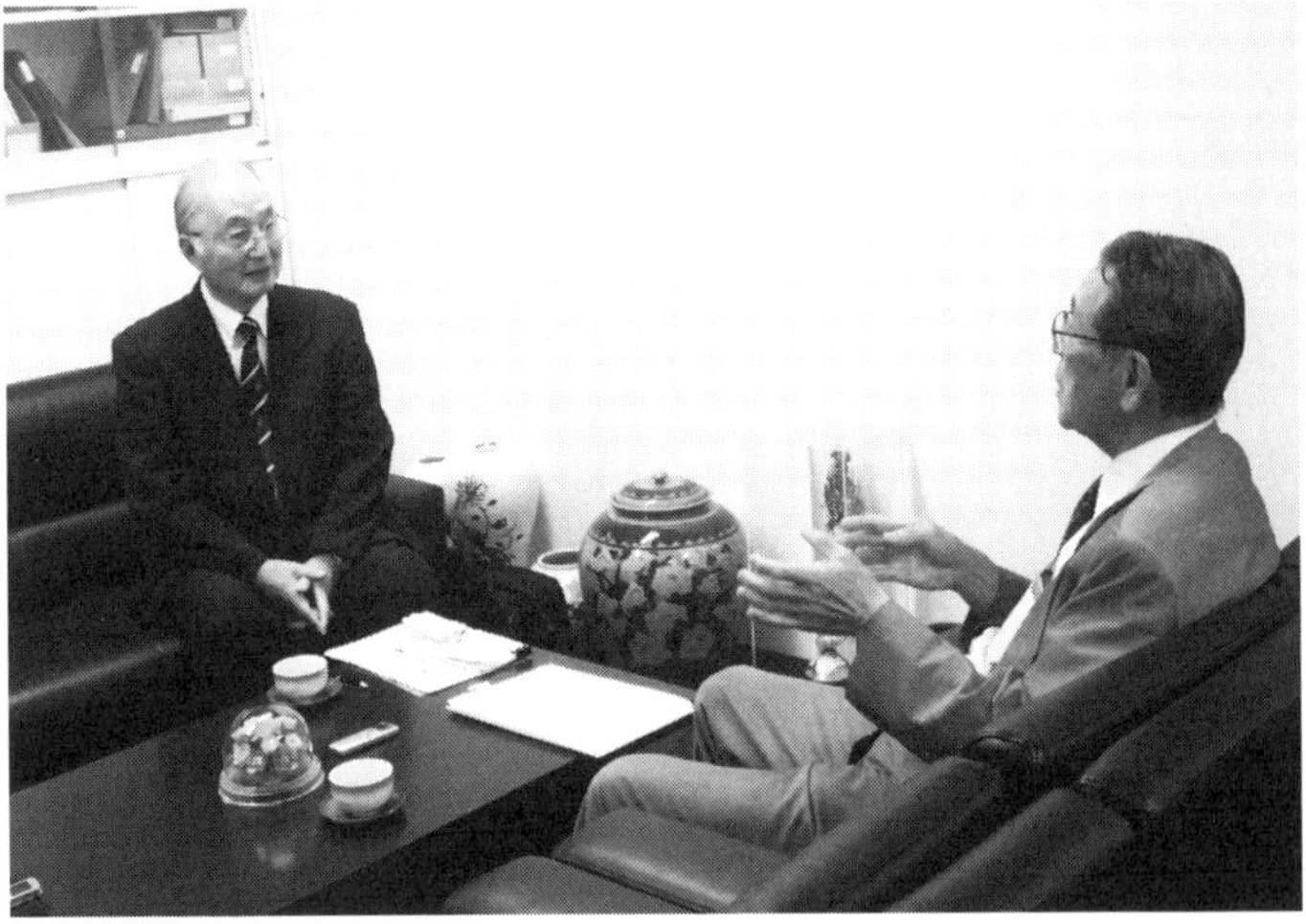

はその人にクリスチャンになるようにと決して強制しませんが、患者さんはつらいときに、目の前にチャプレンがいて、お話を聞いてもらえると、「先生、どうしてクリスチャンになったのですか」と、しばしば言ってこられます。それは暗に、「クリスチャンになったら強く生きていけるのですか」、「人生は変わるのですか」と、私に尋ねているということです。ですから、「十九歳の時にクリスチャンになりました」と、私の人生の物語を少しお話しします。すると、だいたい「先生、私もクリスチャンになれますか」と言ってこられます。患者さんは自分の弱さを非常に感じていて、自分の人生を変えられるのだったら、そうしたいと思っておられるからだと思います。

その人の心の中にある一番深いニーズをどれ

だけこちらが引き出せるかが、「ケア」のネックだと思っています。私の経験からすると、その人がクリスチャンでなくても、「ひと言祈ってもよろしいでしょうか」と言って、「いいえ、結構です」と断る人はひとりもいませんでした。そのときには手を取り、「神さま、今日、こうしてお会いできたこと、このようにしてお話しできたことを感謝します。あなたがここにいてくださること、ありがとうございます」と、それだけ祈って、あとは余分なことは言わないようにしています。その人が「ああ、ここに神がいてくださる」と感じてくださることで十分だと思っています。患者さんと信頼関係ができて、神さまのことを知りたいという患者さんには、イエスさまのことを伝えるようにしています。イエスさまの優しさや病気の人への接し方などをお伝えします。患者さんとの信頼関係ができていると、患者さんの心にイエスさまが伝わっていくと感じています。

柏木　スピリチュアルケアは私にとって特別大事な課題として自分自身に問うてきたことです。これまで二、五〇〇名ぐらいの方を看取ってきて感じるのは、やはり気持ちをわかってほしいというのが患者さんの基本的なニードだということです。それはだいたいネガティブな感情で、つらい、悲しい、はかない、やるせないなどです。その気持ちの中に、非常にスピリチュアリティが込められる場合と、そうでない場合があります。スピリチュアリティが込められていると、こちらがときどきたじたじとなることがあります。けれども、そこをうまく乗り越えると、大きな結果が生まれる時があります。

一つの例を挙げます。二十五歳の青年で、睾丸の悪性腫瘍が全身に転移して、非常に悪い状態で入院してこられました。もう残された時間はあまり長くないと見ていましたが、ひと月ぐらいして、いよいよ自分でも死を自覚せざるをえないくらいに衰弱が進んできました。次第に鬱っぽくなってきて、「あぁ、これは近いな」と思っていました。ある日の回診の時に、私は診察を終えて、病室の椅子に座ったのですね。すると、私の目を凝視するのです。それで、やばいと思いました。そうしたら絞り出すような声で、「先生、ぼくはまだ二十五なんです。なんでこんなに若くて死なんといかんのですか」と叫んだのです。何とも言えない、切なさとやるせなさをぶつけるような言い方でした。私はその叫びに対してどう返してよいかわからないままに、じーっと顔を見ていましたが、すーっと出てきた言葉が「なぁー、二十五って若いよなぁー」でした。その言葉に自分自身が酔ったのかどうかわかりませんが、涙が込み上げてきて、ぽろっと一粒涙が出たのです。そしてその場にいられなくなって、「とにかくしっかり診ていくからね」と言って、逃げるように病室を出ました。

それでとても気になって、次の日に彼のベッドサイドへ行くと、わりとけろっとした表情をしているのですよ。ちょっと安心しました。そして彼は、「いやー。先生、昨日、先生が泣いてくれたよね。ぼく、うれしかった」と言ったのです。それで、ほっとしました。

これは自分で言うのも変ですが、なかなか立派なスピリチュアルケアだったと思います。ここでスピリチュアルケアをしようなどという意識はありませんでしたが、私が彼にとって「なぜこんなに（若こうて）死なんといかんのですか」と言える相手だったということです。それから言葉に詰まって、「二十五って若いよなぁー」と言ったのも、結果的には正解だったようです。それから一粒の涙もかなり効果があったのかもしれません。よし泣いてやるぞと思ってやったわけではありませんでした。ごく自然に出てきたものです。

やはり相手の気持ちをわかろうとする思いをこちらがしっかりと持っていることが、すべての基本のような気がします。そのことは、スピリチュアリティとあまり関係がないと思われる悩みの場合でも、スピリチュアリティが非常にメインになっている場合でも、基本において同じだと思います。

神が創られた流れと、人間理解

窪寺　先生は、病院で患者さんを診て、次に大阪大学へ移って教鞭をとり、それから金城学院に移って、学長・学院長をなさり、そして淀川キリスト教病院の理事長をなさいました。それぞれ役割が違うと思いますが、先生には一貫しているものがあるように感じます。それは何なのでしょうか。

柏木　はい、二つあります。一つは、人生すべて神さまが創られた流れであるという確信です。

窪寺　それが先生をずっと導いているわけですか。

柏木　洗礼を受けてから、自分で道を探さなくなりました。なんか与えられるという感覚で、実際にそのとおりになりました。留学の道を与えられ、ホスピスという場を与えられて、ここで骨を埋めようと思っていたら、大学の教職にと言われて行くことになりました。定年後ある私立大学で教えることがほとんど決まっていたときに、名古屋のほうから大学の学長という流れが来ました。そのたびにこんな流れがあるのか、名古屋まで流れるのかと思いました。そして、途中で「大阪へ帰れ」という流れが来たのです。これらの流れは、神さまが創ってくださったものでした。それが一つです。

もう一つは、私は人間が好きだということですね。好きな人間を理解したい。人間のありようをいろいろな場面で見たい、体験したいという思いがあります。ある意味でそれはどこでもよいわけです。精神科の医者として心に病を持つ人を一生懸命理解しようと思うと、人間の本質が見えてくる場合があります。なぜ人は病むのか、と。死を迎えつつある人を二、五〇〇名も診ることなど、普通はできないことです。大きな特権と言えるでしょう。その経験を教えて、学生たちがどんな反応を示すかということを見ることも人間理解につながります。学長や理事長職は人間理解がないと、とても務まる仕事ではありません。

神が創ってくださった流れと、どこへ行っても人間を理解すること、この二つですね。

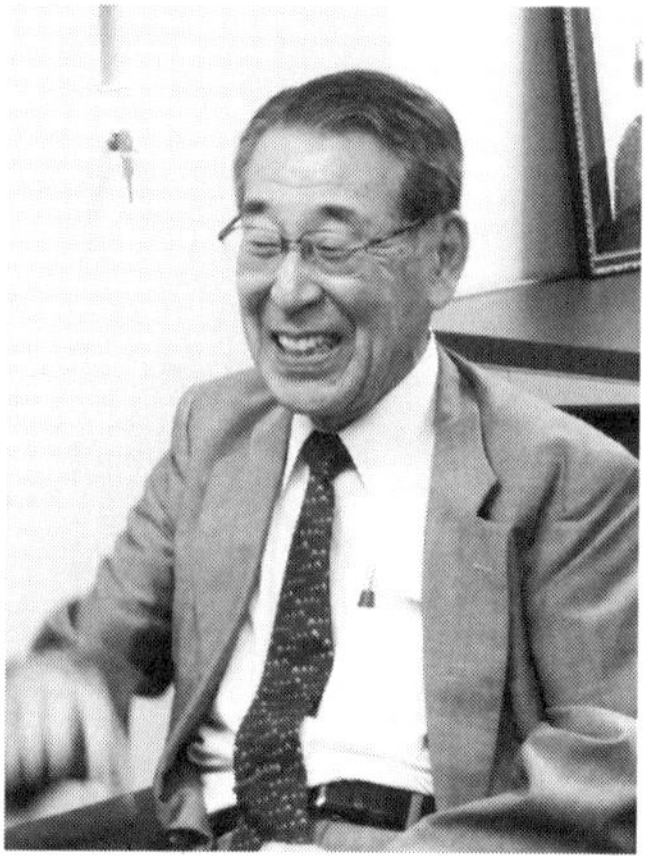

窪寺 その二つが先生の生き方の根底にあるということですね。

柏木 そうです。信仰を持つことができたことと、それから人間を理解したいということです。これらがあったので、なんとか今までまずまず生きてこられたのだと思います。

窪寺 これからも、そういう路線がちゃんと用意されているということですね。

柏木 いや、今大変なチャレンジを受けているのです。最近いきなり七人家族になったのですね。これは思っていたよりも大きな変化です。本当に大きな学びです。

窪寺 そうなのですか。

柏木 はい。五年間、とにかく夫婦二人の静かな生活をして、それに満足していました。

そこへ娘夫婦と孫三人がやってくるということが急に湧き起こってきたのです。私たち夫婦がもっと年取ってヨボヨボになる前にいっしょに生活をし、老後の面倒を見る備えをしたいという、ありがたい理由が一つ。三人の孫たちは夏休みごとには来ていましたから、家がちょっとだけ広いので走り回れるという住環境の良さが二つめの理由でした。七人か家族になったのも、神さまが創られた流れだと思っています。

窪寺　それはいいですね。

柏木　良いことと、そうでないことが混在しています。同居することで私が心配だったのは、静かさの喪失でした。それは、近くに小さな部屋を借りて「仕事場」にしたことで解決しました。「孫たちの成長を直接見ることができるのは同居の大きなプラスである」と自分に言い聞かせている毎日です。

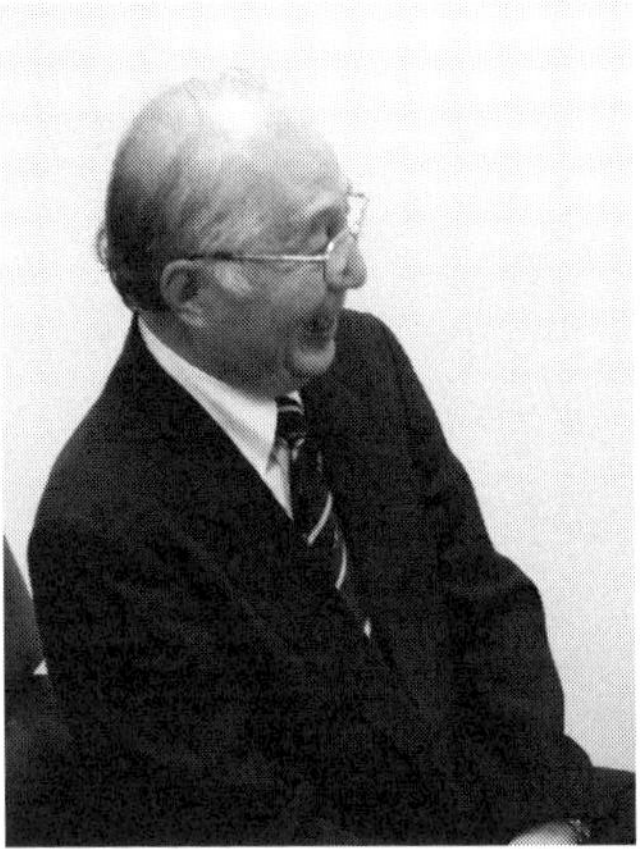

窪寺　そうなのですか。

柏木　長男がしばらく居候していまして、その娘がいたので、一時期、九人家族になりました。私は死ぬかと思いました。今はその二人はオーストラリアに帰りました。

残された人生を豊かに――

柏木　そんななかで自分の人生を考えたときに、あとどれくらい生きられるかはもちろんわかりませんが、人の役に立つことをしながら死にたいと思っています。

窪寺　本当にそうですね。

柏木　やはり人の役に立ったという感覚を持てたときに、一番うれしいですね。講演などに招かれて、そのあと「とても良かったです。人生が変わりました」というお手紙をいただいたときなど、ああ役に立ったのだと思い、生きがいにつながります。先生もご経験があると思いますが。

窪寺　そうですね。

柏木　ひょっとしたら百歳くらいまで生きてしまうかもしれません。お互いに、あと二十年あるでしょう。残りの人生、孫の成長を温かく見守るだけではちょっと寂しいですね。

窪寺　そうですね。でも、やはり孫がいるということで、自分もがんばらなければいけないなと思います。

柏木　それはそれで、ありがたいことです。

窪寺　ありがたいことですよね。本当にね、そう思いますね。先生、今日は貴重な時間をいただき、本当にありがとうございました。

柏木　いえいえ、こちらこそ、ありがとうございました。

（二〇一九年九月三日収録）

おわりに

私がホスピス医になろうと決心したのは、キューブラー・ロスという医師が書いた『死ぬ瞬間』（読売新聞社）を読んだからでした。貴重な体験をした人がそのことを書物として出版し、それを読んだ人が書物の内容を自分の人生の歩みに生かすことができれば、書いた人も読んだ人も、人として成長するのではないでしょうか。私はホスピスという場で約二、五〇〇名の患者さんを看取りました。実に貴重な体験をさせていただいたと思っています。このユニークな体験を多くの人々に知っていただく努力をするのは体験した者の責任ではないかと思うのです。本書の中にも私のホスピスでの体験を書かせていただきました。

ホスピスという場で、人は人生の総決算をします。その総決算の場に参画させていただけるのはホスピス医の特権です。二、五〇〇名の看取りから教えられた第一のことは、「生の延長上に死があるのではなく、私たちは死を背負って生きている」ということです。

東日本大震災で、二万人近くの方の命が奪われました。お一人お一人は、おそらく生の延長上に死があると思っておられたに違いありません。しかし、現実には死を背負って生きておられたのです。

ホスピスでの経験で言えるもう一つのことは、「人は生きてきたように死んでいく」ということです。周りに不平を言いながら生きてきた人は、私たちスタッフに不平を言いながら死んでいかれます。周りに感謝しながら生きてきた人は、私たちスタッフに感謝しながら死んでいかれます。そういう意味では、良き死を死すためには、良き生を生きなければならないと思います。良き生を生きてきた人は、良き死を死すことができると思います。

一冊の本がその人の人生を変えたり、人生の方向を決めたりすることがあります。ある医学の学会で会った若い医者が、「高校生の時に先生の本を読んで、医学部に行く決心をしました」と言ってくれました。ある年のホスピス大会の懇親会で、元外科医が「先生の本を読んで、ホスピス医になる決断をしました」と言ってくれました。嬉しく思いました。

本書を読まれた方のこれからの人生に、「良いいろどり」を添えることができれば望外の喜びです。

二〇一九年十二月

柏木哲夫

人生──人として生まれ、人として生きる

2020年2月15日 発行

著　者　柏木 哲夫

印刷製本　日本ハイコム株式会社

発　行　いのちのことば社
〒164-0001 東京都中野区中野2-1-5
電話 03-5341-6922（編集）
03-5341-6920（営業）
FAX03-5341-6921
e-mail:support@wlpm.or.jp
http://www.wlpm.or.jp/

ISBN 978-4-264-04141-2